糖尿病足外科学

手术实践手册

[新加坡] 阿齐兹·纳特（Aziz Nather） 著

王江宁 主 译

高 磊 副主译

译 者
（按姓氏拼音首字母排序）

陈天贵 李天博 刘焕宁

彭 璐 秦新愿 王 硕

尹叶锋 于泽洋 郑海亮

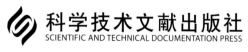

科学技术文献出版社
SCIENTIFIC AND TECHNICAL DOCUMENTATION PRESS

·北京·

图书在版编目（CIP）数据

糖尿病足外科学：手术实践手册 /（新加坡）阿齐兹·纳特（Aziz Nather）著；王江宁主译.—北京：科学技术文献出版社，2019.9

书名原文：Surgery for Diabetic Foot：A Practical Operative Manual

ISBN 978-7-5189-5929-7

Ⅰ.①糖… Ⅱ.①阿… ②王… Ⅲ.①糖尿病足—外科手术—手册 Ⅳ.① R587.2-62 ② R658.3-62

中国版本图书馆 CIP 数据核字（2019）第 172275 号

著作权合同登记号　图字：01-2019-4729

糖尿病足外科学：手术实践手册

策划编辑：胡 丹	责任编辑：胡 丹	责任校对：张吲哚	责任出版：张志平

出　版　者　科学技术文献出版社

地　　　址　北京市复兴路15号　邮编 100038

编　务　部　(010) 58882938，58882087（传真）

发　行　部　(010) 58882868，58882870（传真）

邮　购　部　(010) 58882873

官方网址　www.stdp.com.cn

发　行　者　科学技术文献出版社发行　全国各地新华书店经销

印　刷　者　北京地大彩印有限公司

版　　　次　2019 年 9 月第 1 版　2019 年 9 月第 1 次印刷

开　　　本　889×1194　1/16

字　　　数　181千

印　　　张　11.5

书　　　号　ISBN 978-7-5189-5929-7

定　　　价　218.00元

序 1

在全球范围内，糖尿病足患病率超过6%。我国糖尿病足平均患病率为5.7%，50岁以上糖尿病患者足部溃疡年发病率为8.1%，治愈后年再发病率为31.6%。关于糖尿病的治疗，应倡导在由注册营养师、糖尿病专家、骨科和/或血管外科医师、造口伤口治疗师、足部矫形师及足病治疗师等组成的学科交叉的糖尿病足治疗中心，进行包括生活方式干预、血糖控制、各种外科治疗、创面管理等在内的多学科联合治疗方式。

本书作者Aziz Nather从外科医师角度详细介绍了关于糖尿病足每个手术的过程，该书是一本对于外科医师进行手术非常实用的临床实践手册，涉及从最常见的外科清创手术，到植皮和小范围截肢，如趾列切除术、关节成形术－跖趾关节切除术、经距骨和Pirogoff截肢（足切断术的一种），大范围截肢包括膝下截肢、经膝截肢和膝上截肢，还包括肢体血运重建的手术。关于糖尿病足的综合治疗，Aziz Nather与我有共同观点，外科医师将在整个治疗过程中起主导作用，尤其是骨科医师在治疗中扮演着越来越重要的角色，外科手术是解决糖尿病足问题的根本手段。而多学科治疗（multi disciplinary team，MDT）模式也是治疗糖尿病足疾病的最好选择。

我曾访问全球多家糖尿病足治疗中心，学习总结糖尿病足诊疗方法，发现这些中心多采取MDT模式。德国斯图加特人民医院糖尿病足中心采取以内科治疗为主的多学科诊疗模式，中心主任为内分泌科医师，成员包括内科医师、足病治疗师及创面管理师，对于糖尿病足的治疗，采取相对保守的内科疗法，对于需要行外科手术的患者，需请骨科医师会诊进行治疗，对于存在周围血管病变的患者则需要转入介入或血管外科治疗。德国赖讷糖尿病足中心采取以外科(骨科)治疗糖尿病夏克氏足为主，采取 MDT 会诊方式，内分泌科、普通外科、整形外科和血管外科医师以医院内院际会诊的方式参与了糖尿病足的治疗。澳大利亚悉尼大学皇家阿尔弗雷德王子医院采取以内科治疗及预防教育为主的模式，足病治疗师相对普及，对糖尿病足患者进行减负治疗，更多关注糖尿病足矫形支具的设计与配戴。美国华盛顿乔治敦大学医院采取创面修复会诊的多学科模式，该中心以整形外科医师为主体进行糖尿病足的保肢治疗，整形外科不单独设置病房，仅开设门诊，住院患者则分散在内分泌科、普通外科、骨科、血管外科中，整形外科医师会诊后针对疑难创面进行诊治。

经过学习对比，结合国内实际情况，我在首都医科大学附属北京世纪坛医院开展了科室内 MDT 治疗模式，针对糖尿病足形成的原因及伴发的疾病进行综合治疗，合理优化医疗资源，节约医疗花费。团队以骨科医师为主，但各有专长（团队内可行血管介入手术、骨科重建手术、皮瓣修复手术等）。这是一个部门内的团队，而不是一个医院的团队，打破了传统的科室屏障，实现单一科室或中心内的糖尿病足综合诊治。我们以外科综合治疗为主体，内科医师辅助管理，营养师参与饮食调整，康复技师指导功能锻炼，足病鞋制造师制造功能支具，足病治疗师进行日常护理，治疗糖尿病足的方法以内科治疗为基础，结合外科方法修复足部溃疡。科室内 MDT 模式是综合国内、外治疗模式后一种新的模式、新尝试，目前印度、日本有采取此模式的医院。

本书对于手术方法的介绍十分详尽，但仅提供了少量的临床病例，如果读者需要进一步了解糖尿病足的病例分析及各种手术方法的综合应用，可以关注已出版的《王江宁教授团队糖尿病足综合诊疗病例精解》，其全面展示了科室内 MDT 模式治疗糖尿病足的细节，此种模式的开展最终会使患者收益，同时加速交叉学科在一种疾病综合治疗的发展。

序 2

目前，糖尿病影响着全球 3.87 亿人的身体健康，是全球十大致死原因之一，已经被视为"21 世纪的全球流行病"。预计 2030 年糖尿病患病人数将达到 5.52 亿或每 10 名成年人中就有 1 例患者，到 2040 年患病人数可增至 6.42 亿。

糖尿病患者中足部溃疡非常常见，约有 15% 糖尿病患者患有糖尿病足，且其中约有 84% 患者会发生下肢截肢。据推测，全球范围每 20 秒就有 1 例糖尿病足患者行下肢截肢，发生率比正常人高 40 倍，而其中 70% 的患者在术后 5 年内死亡。如何降低糖尿病足患者的截肢率和病死率成为亟待解决的问题。

这本由新加坡国立大学的 Aziz Nather 教授编写的《糖尿病足外科学手术实践手册》，系统详细的介绍了糖尿病足的分类、病因，以及对患者的术前检查、药物治疗、手术治疗、术后护理等内容。特别是第二章重点描述的多学科治疗（multi disciplinary team, MDT）模式，可使糖尿病足患者的截肢率显著降低，这是目前颇受瞩目的治疗糖尿病足的方法。

目前，世界范围内关于糖尿病足的治疗存在以下模式：①单学科治疗模式，如内分泌科、普通外科、整形外科和血管外科医师在各自的部门治疗糖尿病足，目前该种模式很普遍；②MDT 模式，以某一学科为主导，其他学科配合治疗，如内分泌科、普通外科、整形外科和血管外科医师共同参与糖尿病足的治疗，这是一个医院的团队治疗或跨学科咨询，该种模式的典型代表为美国乔治敦大学医学中心的整形外科和德国斯图加特人民医院的内分泌科。

本书的译者，首都医科大学附属北京世纪坛医院王江宁教授，他带领的团队区别于以上治疗模式，采用了科室内 MDT 模式治疗糖尿病足，团队以骨科医师为主，但各有专长（团队内可行血管介入手术、骨科重建手术、皮瓣修复手术等），取得了较好的成果。他们以糖尿病性足部创面为出发点，关于促进创面愈合方面分别应用了蛆虫的生物清创、臭氧化学清创、脂肪移植修复技术；关于改善下肢血供方面采取下肢动脉旁路移植改善血供，腰交感神经节毁损术改善下肢周围血管微循环灌注，下肢血管体外循环加压灌注疗法进行血管网扩增，胫骨横向搬移技术行下肢微循环重建；对于糖尿病足周围神经病变形成的溃疡创面，使用包括制造矫形支具在内的方法，重建截趾或截肢后肢体功能。足部问题为焦点，多学科交叉治疗为特色，从糖尿病足的病因入手，进行综合管理，这是一种较新的治疗理念。

科室内 MDT 模式是一种探索性模式，执行过程需要医院的大力支持，而此种模式的开展最终会使患者收益，同时加速交叉学科在一种疾病综合治疗的发展，随着医学的发展，治疗糖尿病足慢性创面的方法将会越来越多，但是糖尿病足患者因个体化差异及病因的复杂性，内外科联合治疗才是最好的选择，更多有效的糖尿病足治疗方法等待我们进行深入的研究。

夏照帆

上海长海医院烧伤外科

译者简介

主 译

王江宁

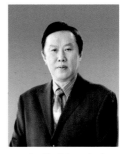

首都医科大学附属北京世纪坛医院副院长兼任矫形外科学科带头人。主任医师，教授，博士研究生导师。国际知名矫形专家，享受国务院特殊津贴。国际医学保肢协会副主席，中华预防医学会组织感染与损伤防治专业委员会主任委员，教育部科技进步奖评审专家，国家自然科学基金行评专家，北京国际创面与糖尿病足论坛大会主席。作为第一作者已发表 30 余篇 SCI 论文。获得国家教育部科技进步奖 1 项、省部级科技进步奖 3 项、国家发明专利 2 项、美国发明专利 1 项及印度发明专利 1 项。承担国家自然科学基金项目 3 项。

副主译

高 磊

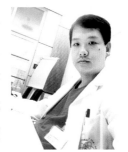

首都医科大学附属北京世纪坛医院矫形外科医师，糖尿病足知名专家团队成员之一。主要从事修复重建显微外科、矫形骨科专业工作。首都医科大学博士，曾留学德国乌尔姆大学创伤骨科中心；在德国斯图加特人民医院 Bad Cannstatt 院区糖尿病足中心做访问学者；在德国赖讷 Mathias-Spital 医院夏克式足研究中心进行研究工作。发表多篇 SCI 收录期刊论文及国内核心期刊论文。担任 2 项国家自然科学基金项目及 3 项首都医学特色项目的第 2 负责人。

译 者（按姓氏拼音首字母排序）

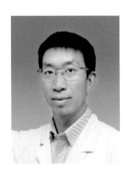

陈天贵

（血管外科）

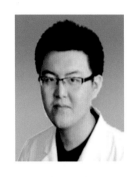

李天博

（疼痛科）

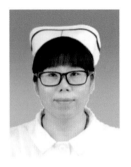

刘焕宁

（创面管理）

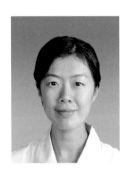

彭 璐

（营养师）

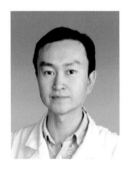

秦新愿

（骨 科）

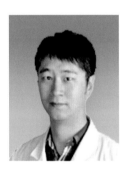

王 硕

（骨 科）

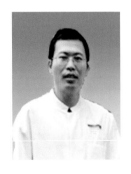

尹叶锋

（骨 科）

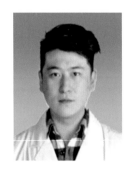

于泽洋

（骨 科）

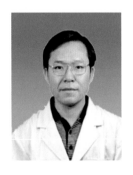

郑海亮

（工程师）

前　言

　　这是第一本关于外科手术解决糖尿病足问题的教科书，其被认为是整形外科、血管外科、手外科和普通外科的住院医师及年轻外科医师的手术实践指南。本书对于每个手术过程都有详细的描述，包括手术适应证、术前准备、所需麻醉、患者体位、手术技术（有清晰的插图和手术照片对每项手术方法逐步描述）、手术护理及常见并发症。所描述的手术范围很广，从最常见的外科清创手术到植皮和小范围截肢，如趾列切除术、关节成形术－跖趾关节切除术、经跗骨和Pirogoff截肢（足切断术的一种），大范围截肢包括膝下截肢、经膝截肢和膝上截肢，还包括肢体血运重建的手术。

　　这本全面的实践手册将是一本实用指南，不仅适用于新加坡的居民和年轻的外科医师，也适用于本地区的邻近国家，如马来西亚、泰国、菲律宾、越南、斯里兰卡、印度等。

Aziz　Nather

首都医科大学附属北京世纪坛医院糖尿病足中心 MDT 治疗模式

1. 全身基础治疗（血糖的控制药物等，全身并发症处理，抗生素应用）

2. 合理膳食，低碳饮食控制血糖

3. 外科综合治疗（骨搬移、加压灌注、血管外科介入技术、清创、植皮、皮瓣、死骨去除、腰交感治疗疼痛、VSD 负压技术应用等）

4. 其他治疗方式（生物治疗、微氧、臭氧等）

5. 下肢减轻负重及肢体康复（支具，糖尿病足鞋，减负鞋垫、肢体的运动康复）

6. 科学适量运动

7. 中医中药

目 录

第一章

糖尿病足创伤的伤口类型及 分类系统

1. 简介

由于环境因素、生活方式及饮食方式等的不良影响，糖尿病影响着全球3.87亿人的身体健康，估计到2030年糖尿病患病人数将达到5.52亿，或每10名成年人中就有1人患病（表1-1）。目前，糖尿病已经成为全球十大致死原因之一，被视为"21世纪的全球流行病"。

在糖尿病患者中，足部溃疡非常常见。15%的糖尿病患者都在遭受足部溃疡的折磨，并且导致了84%的与糖尿病相关的下肢截肢。糖尿病患者的下肢截肢率要比正常人高40倍。根据预测，全球范围内每20秒就有1例因糖尿病导致的腿部截肢。而下肢截肢经常会导致糖尿病患者死亡，约70%的患者在截肢手术后5年内死亡。

表1-1 糖尿病的全球患病情况（2014年和2030年）

	2014 年	2030 年
世界人口总数（10 亿人）	7	8.3
成年人口（20 ～ 79 岁，10 亿人）	4.4	5.6
糖尿病患病人数（百万人）	387	552
糖尿病的全球患病率（%）	8.3	9.9

2. 发病机制

糖尿病足部溃疡的发病有3个关键病因，即神经病变、血管病变及免疫性疾病，称为"糖尿病足三病因"（图1-1）。不同患者的患病严重程度各不相同。

在某些患者身上，只有1种致病因素占主导地位（如因局部缺血导致的干性坏疽）；有些患者则有 2 种致病因素（如局部缺血和感染导致的湿性坏疽）；而某些患者则同时兼具 3 种致病因素——神经病变、局部缺血和感染。

3. 伤口类型

3.1 感染的伤口。感染的伤口常见于足背或趾间部（图 1-2）。

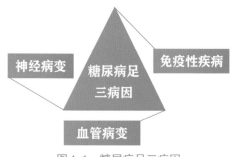

图 1-1 糖尿病足三病因

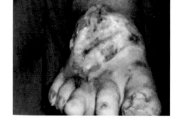 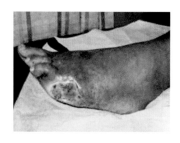

图 1-2 感染的伤口

3.2 缺血性损伤。缺血性损伤通常因糖尿病血管病变导致（图 1-3）。慢性局部缺血的迹象有皮肤发亮、脱发、皮肤色素沉淀增加及与营养有关的趾甲性状改变。在大多数糖尿病足溃疡病例中，都存在着某种程度的局部缺血，其症状并不严重，无法在外观上显现出来，但是会引发感染并导致延误治疗，增加截肢的风险。

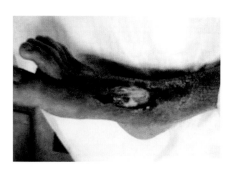 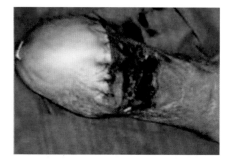

图 1-3 缺血性损伤

3.3 感染合并缺血。某些伤口同时具有感染和缺血的特点（图 1-4）。

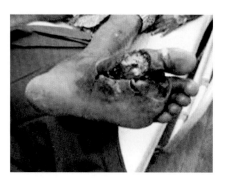 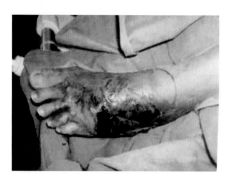

图 1-4 感染和局部缺血同时出现

3.4　神经性病变伤口。神经性病变伤口通常发生在身体的承重部位，这是因为保护性感知功能缺失，足部力学变化使该部位承受的压力增加（图 1-5）。

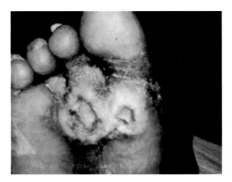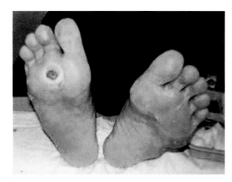

图 1-5　神经性病变伤口

3.5　压力性损伤伤口。当皮肤持续承受过多压力时就会产生压力性损伤。常见发病部位包括足跟部、外踝及第 5 跖骨的外侧面（图 1-6）。

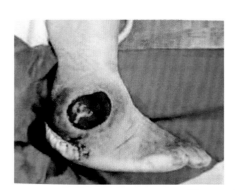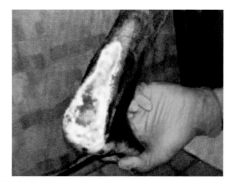

图 1-6　压力性损伤伤口

4. 分类系统

本书采用 Wagner-Meggitt 创伤分类法及国王学院分类法对伤口进行分类。

4.1　Wagner-Meggitt 创伤分类法。该分类法由 Mgggit 于 1976 年提出，并由 Wagner 在 1981 年推广，是一套 6 级系统（表 1-2）。该方法根据伤口的深度和范围对溃疡进行分级，优势是便于使用，且能够为执业医师制定治疗方案提供指导；不足之处在于第 3 级创伤时才开始考虑感染因素，第 4 和第 5 级创伤时才开始考虑局部缺血的因素。

表 1-2 Wagner-Meggitt 创伤分类法

表现	等级	溃疡的说明
	等级 0	溃疡前期或后期损伤完全获得真皮覆盖
	等级 1	部分 / 全层溃疡仅限于表皮，未达皮下组织
	等级 2	皮肤溃疡扩展至真皮和骨头。不存在脓肿形成或骨髓炎
	等级 3	深层溃疡，存在脓肿或骨髓炎
	等级 4	脚趾局部坏疽或部分足坏疽
	等级 5	全足坏疽

4.2 国王学院分类法。该分类法是一种简单的分级系统（表 1-3）。分类的根据是糖尿病足的临床表现类型——溃疡、蜂窝组织炎、坏疽和截肢。这一系统的优势是便于使用，可以用于为各阶段规划相应的治疗方案。不足之处在于该方法没有经过很好地验证。

表 1-3　国王学院分类法

表现	阶段	说明
	阶段 1：正常足部	不存在任何风险因素。没有神经病变。双足脉动都是可触及的。没有畸形、皮肤硬结或肿胀
	阶段 2：高风险足部	出现 1 个或多个溃疡风险，即感觉神经病变或局部贫血。在第 2 种情况中，单足或双足远端脉搏无法感知。足部可能存在畸形、皮肤硬结，或前期的溃疡，或前期截肢
	阶段 3：溃烂的足部	这一阶段表现为皮肤剥落或溃疡。溃疡通常发生在患神经性疾病的足部跖面和受感染的足背部位
	阶段 4：患蜂窝组织炎的足部	皮肤和皮下组织会感染蜂窝组织炎
	阶段 5：坏疽足	这一阶段的特点是出现坏死或坏疽。发病部位是趾（1 个或多个）及足跟部。表现为干性坏疽（无重复感染）或湿性坏疽（重复感染）
	阶段 6：大截肢	大截肢术的定义是踝关节以上截肢，即膝以下截肢、经膝截肢及膝部以上截肢。膝部以下截肢的原因包括足部疼痛、足部无法治愈的感染及足部的极端坏死或坏疽

参考文献

1. International Diabetes Federation, IDF Diabetes Atlas, 6th edn. Brussels, Belgium: International Diabetes Federation. http: //www. idf. org/diabetesatlas（2013）.

2. World Health Organisation. The top 10 causes of death, World Health Organisation. http: //www. who. int/mediacentre/factsheets/fs310/en/（2014）.

3. International Diabetes Federation and International Working Group. The diabetic foot, diabetes and foot care: time to act. Belgium: International Diabetes Federation, 2005.

4. International Working Group on the Diabetic Foot. Diabetes: the epidemic of the 21st century. Netherlands: International Diabetes Federation, 2011.

5. Meggitt B. Surgical management of the diabetic foot. Brit J Hosp Med, 1976, 16: 227-232.

6. Wagner FW. The vascular foot: a system for diagnosis and treatment. Foot Ankle, 1981, 2: 64-122.

7. Edmonds ME, Foster AVM. Managing the Diabetic Foot. Oxford: Blackwell Science, 2000.

（Aziz Nather Tan Ting Fang）

第二章

团队治疗的价值

1. 简介

由国际糖尿病联合会和糖尿病足国际工作小组出版的题为《糖尿病与足部护理：及时行动》的指导方法和建议显示，通过将多学科综合小组疗法与足部护理和鞋类选择的教育相结合，可以降低60%的截肢率。Faglia 等的研究显示，组建"足部小组"开展足部临床护理后，大截肢率从40%降至了23.5%。Driver 等的研究也表明通过组建"专业足部护理临床小组"，在5年中截肢率从9.9‰，急剧降至了1.8‰。

2. 多学科综合治疗小组

为了优化管理糖尿病足问题，笔者组建了多学科综合治疗小组（图2-1）。小组成员有：整形外科医师、内分泌学家、传染病专家、足部医师、创伤护理护士、糖尿病护理护士、病例管理人（管理糖尿病足问题的临床路径，这是团队取得成功的战略保证）、营养学家、职业治疗师、物理治疗师和医学社会工作者（图2-1，图2-2）。

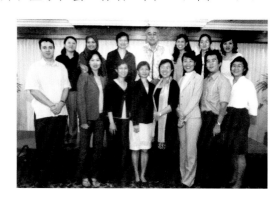

图 2-1　NUH 团队先驱

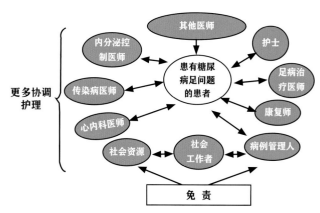

图 2-2　落实临床路径开展患者护理

3. 多学科综合治疗小组的工作

3.1 每周团队查房。大多数团队开展团队查房，共同解决糖尿病足患者住院护理问题。Sakka 等每周都开展针对糖尿病、血管和足部医疗的联合查房工作。在 NUH 也会每周开展团队查房，确保患者能够获得最佳的血糖控制及合理使用抗菌药物，对外科治疗进行后续追踪，开展足部护理，给患者传授关于糖尿病、足部护理和鞋类穿着的相关知识，并制定相应的出院计划。通过开展上述查房活动，相关专家能够接触所有患者护理工作，为患者制定完整的每日管理方案（图 2-3）。

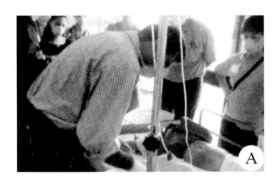
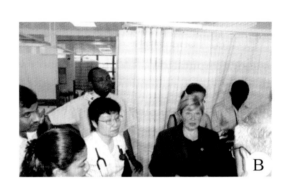

A：每周查房

B：2003 年 10 月团队成员与来访顾问、伦敦国王学院的 Ali Foster 一起查房

图 2-3　NUH 团队查房

3.2 多学科教学研讨会。NUH 小组每月都会开展多学科教学研讨会（图 2-4），课题包含所有相关知识，如激素控制、微生物、整形手术、创伤护理、足部护理、足部筛查和血管外科手术等。

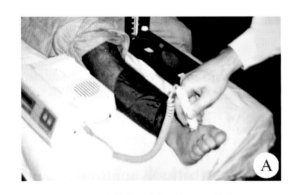
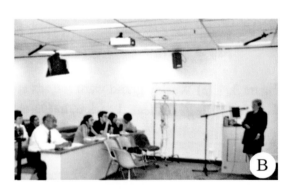

A：NUH 的教学研讨会，展示 ABI 检查

B：2003 年 10 月 Ali Foster 在 NUH 足部团队教学研讨会上举行客座讲坛

图 2-4　多学科教学研讨会

3.3 监管临床路径。Martinez 等认为除了组建专家团队，落实临床路径对于提升综合医院的服务质量大有裨益。在 NUH，团队中的病例管理员会落实并监督路径，确保所有病房中的实习医师和医师都能够遵守相关要求（图 2-5）。路径起于急诊室或患者入住的病房。在入院后，糖尿病足问题

（DFP）将按照国王学院分类法进行分类（阶段 1：正常足部；阶段 2：高风险足部；阶段 3：溃疡足部；阶段 4：蜂窝组织炎足部；阶段 5：坏死的足部；阶段 6：大截肢）。要求实习医师开展基线调查，并为足部医师和糖尿病足团队的其他成员提供必要的参考（图 2-6）。

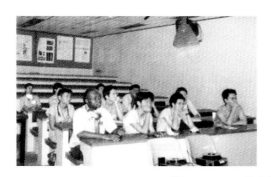
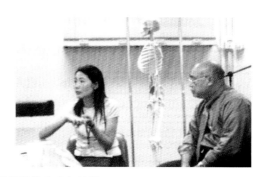

图 2-5　NUH 的实习医师和医师做临床路径简报

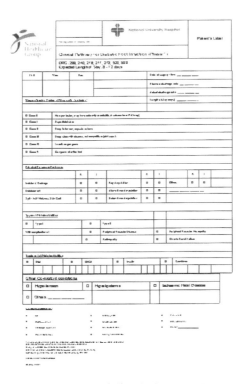

图 2-6　NUH 实施的临床路径样本

3.4　开展微创手术。Trautner 等规定只有在糖尿病专家和外科医师共同查房并做出指示后才能开展外科手术。在手术后，将开展问题巡查。这能够确保评估的综合性，保证需要手术的患者的护理连续性。在笔者的团队中，患者是否需要手术由全体团队成员共同讨论，并咨询血管外科医师、整形医师、传染病专家、足病医师和护士的意见。

3.5 设立门诊医疗。很多团队都组建了糖尿病足门诊医疗团队，专门从事糖尿病足护理，并在患者出院后，由专家跟踪患者的身体状况。NUH 创办了由整形外科医师、足病医师和护士共同参与的每周糖尿病足门诊医疗活动，以便为糖尿病足患者提供更多护理和后续治疗，确保在患者出院后也能接受最佳的医疗护理。

3.6 开展患者教育。在不同的团队方法中，都强调对患者开展关于糖尿病和足部护理的相关教育。在一份 Park 和 Ahnl 的研究报告中，团队通过举办由内分泌学家、护士、营养学家、药剂师和社会服务人员参与的讲座，为患者提供个性化的教育。在 NUH，团队查房是护士和足病医师们为所有患者提供个性化教育课程的起点，他们将在查房过程中向患者传授关于糖尿病护理、足部护理和鞋类穿着方面的知识。患者会收到由团队编写的关于糖尿病护理、足部护理和鞋类选择方面的患者教育手册。

4. 多学科综合团队方法的成果

4.1 截肢率。自从将多学科糖尿病足团队与临床路径相结合后，NUH 的大截肢率从 2002 年的 31.15% 显著下降到了 2007 年的 11.01%。

4.2 并发症率。以 NUH 为例，2005 年、2006 年和 2007 年（成立团队后）的并发症率仅为 6.1% ~ 7.3%，而 2002 年（未组建团队前）的并发症率高达 19.7%。

4.3 费用。NUH 团队创建后，每位患者的平均住院成本从 2002 年（团队组建前）的 8847.17 美元降至了 2007 年（团队组建后）的 8383.79 美元。Reiber 和 Gibbons 等的研究表明采用团队方法之后，护理成本显著降低。

由于截肢率的降低，减少了因为劳动生产力损失、残疾及过早死亡而带来的相关成本，降了整体的经济成本。此外，Ollendorf 建立的模型预测，多学科团队方法可以避免 47% 的截肢，而这意味着每年可能节省 75 000 美元，每例患者每年将节省 2900 ~ 4442 美元。

参考文献

1. Bakker K，Foster A，Van Houtum W，et al. Diabetics and Foot Care：Time to Act. Belgium：International Diabetes Federation，2005：34.

2. Faglia E，Favales F，Aldeghi A，et al. Change in major amputation rate in a center dedicated to diabetic foot care during the 1980s：prognostic determinants for major amputation. J Diabetes Complications，1998，12（2）：96-102.

3. Driver VR，Madsen J，Goodman RA. Reducing amputation rates in patients with diabetes at a military medical center：the limb preservation service model. Diabetes Care，2005，28（2）：248-253.

4. El Sakka K，Fassiadis N，Gambhir RP，et al. An integrated care pathway to save the critically ischaemic diabetic foot. Int J Clin Pract，2006，60（6）：667-669.

5. Nather A，Siok Bee C，Keng Lin W，et al. Value of team approach combined with clinical pathway for diabetic foot problems：a clinical evaluation. Diabetic Foot Ankle，2010，1：5731.

6. Martínez DA，Aguayo J，Morales G，et al. Impact of a clinical pathway for the diabetic foot in a general hospital. An Med Interna，2004，21（9）：420-424.

7. Edmonds ME，Foster AVM. Managing the Diabetic Foot（2nd Ed）. Oxford：Blackwell Science，2005.

8. Ertl JP. Amputations of the Lower Extremity Treatment & Management. http：//emedicine.medscape.com/article/1232102-treatment#al 127，（April 2014）.

9. Trautner C，Haastert B，Mauckner P，et al. Reduced incidence of lower-limb amputations in the diabetic population of a German city，1990—2005：results of the Leverkusen Amputation Reduction Study（LARS）. Diabetes Care，2007，30（10）：2633-2637.

10. Anichini R，Zecchini F，Cerretini I，et al. Improvement of diabetic foot care after the imple-mentation of the International Consensus on the Diabetic Foot（ICDF）：results of a 5-year prospective study. Diabetes Res Clin Pract，2007，75（2）：153-158.

11. Dargis V，Pantelejeva O，Jonushaite A，et al. Benefits of multidisciplinary approach in the management of recurrent diabetic foot ulceration in Lithuania：:a prospective study. Diabetes Care，1999，22（9）：1428-1431.

12. Hedetoft C，Rasmussen A，Fabrin J，et al. Four-fold increase in foot ulcers in type 2 diabetic subjects without an increase in major amputations by a multidisciplinary setting. Diabetes Res Clin Pract，2009，83（3）：353-357.

13. Park JS，Ahn CW. Educational program for diabetic patients in Korea—multidisciplinary intensive management. Diabetes Res Clin Pract，2007，77（Suppl 1）：S194-S198.

14. Reiber GE. Diabetic foot care. Financial implications and practice guidelines. Diabetes Care，1992，15（Suppl 1）：29-31.

15. Gibbons GW，Marcaccio EJ Jr，Burgess AM，et al. Improved quality of diabetic foot care，1984 vs 1990：reduced length of stay and costs，insufficient reimbursement. Arch Surg，1993，128（5）：576-581.

16. Ollendorf DA，Kotsanos JG，Wishner WJ，et al. Potential economics benefits of lower-extremity amputation prevention strategies in diabetes. Diabetic Care，1998，21（8）：1240-1245.

（Aziz Nather，Ma Qian Hui）

第三章

糖尿病足的临床检查

1. 简介

在检查糖尿病足病（diabetic foot problem，DFP）时，通常使用"视觉、感觉、运动觉和 X 光射线"的方法，即 Apleys 系统检查法，而这一方法并不适用于对髋关节、膝关节或脊柱的检查。糖尿病足的系统检查法是：①一般检查；②局部检查；③血管病变评估；④感觉神经病变评估；⑤免疫性疾病评估。

2. 病史采集

进行综合性的病史检查十分重要。

2.1 患者信息。DFP 通常在 50 ～ 60 岁时发生，男性和女性的患病率几乎相同。

2.2 患者的社会经济地位。与新加坡的人种构成相比，马来人和印度人中 DFP 的发病率较高，华人发病率极低。该病通常在社会经济收入较低的人群中发生（患者的受教育程度通常仅限于中学，并且每月的平均家庭收入低于 2000 美元）。

2.3 疼痛位置在哪里？定位疼痛点：①脚趾；②足背；③足底；④足跟。

2.4 是否存在血管性跛行？血管性跛行是腓肠肌的疼痛引起的，当患者行走一段距离时，会因为血流量不足而出现跛行。当患者停止行走时，疼痛就会出现。血管性跛行，是一种因肢体缺血而导致的常见症状，在 DFP 中并不常见。

2.5 是否有静止痛？静止痛常见于 DFP 患者。这是指肢体末端 —— 脚趾或足尖的持续性疼痛。

这种持续性的剧烈疼痛通常会导致患者难以行走或入睡（患者通常会将腿悬在床外侧）。将腿置于心脏下方的位置，会使血液流向肢体并部分缓解疼痛。因此，大多数患者宁愿坐着睡觉而不是躺着睡觉。某些时候，静止痛太过剧烈，患者甚至会请求截肢。

2.6　是否有肿胀？ 当患有蜂窝组织炎时，足部通常会肿胀，伴有红肿、发热和疼痛（图 3-1）。局部肿胀通常因为皮肤下面的骨骼化脓或感染（骨髓炎）导致。关节肿胀且伴有运动疼痛，其原因通常是脓毒性关节炎。这一症状常见于足部的跖趾关节（metatarso-phalangeal joint，MTPJ）和近端趾间关节。可能出现发烧、发抖和寒颤。年龄较大的患者及糖尿病患者通常都患有免疫功能不全。因此，这些患者通常不会出现系统性反应。

2.7　是否存在畸形？ 脚趾呈爪状畸形可能是由于运动神经性疾病导致。足部大面积肿胀并伴有畸形，是由于 Charcot 关节病（Charcot joint disease，CJD）导致。CJD 也可双足同时发生（图 3-2）。畸形可能会导致足弓消失，随着病情的发展，会导致摇椅状足底畸形（图 3-3）。

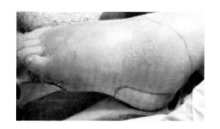

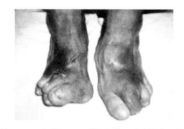

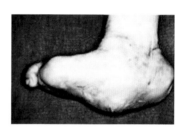

图 3-1　蜂窝组织炎　　　　图 3-2　由于 CJD 导致的双侧足部畸形　　　图 3-3　患有 CJD 的患者的
　　　　　　　　　　　　　　　表现为脚趾呈爪状及踇外翻变形　　　　　　　摇椅状足底变形

2.8　是否存在溃疡？ 溃疡是一种常见的临床症状。溃疡的部位有：①足背（图 3-4）；②足底（图 3-5）；③跖骨底；④外踝；⑤足跟。溃疡的分泌物（表 3-1）：注意其颜色和气味。

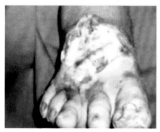

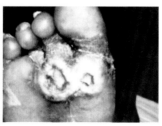

图 3-4　足背部溃疡表现为　　　图 3-5　足底溃疡
　　　感染和出现腐肉　　　　　　（神经病变性溃疡）

表 3-1　溃疡的分泌物

感染的细菌	颜色和气味
金黄色酿脓葡萄球菌	浓，棕色，味道轻微
绿脓杆菌	绿色，腐烂水果味或"金属"味
脆弱拟杆菌（厌氧菌）	"粪便"味

2.9　是否有坏疽？ 确认坏疽的类型：①干性坏疽（图 3-6），没有重复感染；②湿性坏疽（图 3-7），重复感染。患有坏疽时，常在坏死组织和活性组织的交界部位感到疼痛（疼痛受体功能仅存在于活性组织中）。

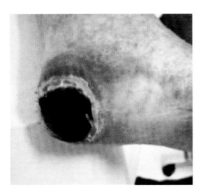

图 3-6 足跟干性坏疽

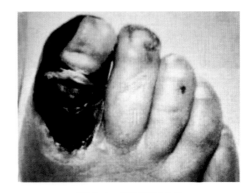

图 3-7 踇湿性坏疽

2.10 是否有麻木感? ①程度：如坐针毡（感觉异常）；对疼痛的敏感性增加（感觉过敏）；对疼痛的敏感性降低（麻木）。②持续感觉：持续时间越长，感觉障碍的发生率越高。③感觉障碍的程度：仅限于拇指；到足中段；到胫骨中段；直到膝盖。

2.11 患者最近是否遭受外伤? 外伤通常在家中发生（例如患者踢到床边，或在浴室中滑倒并摔伤）。通常情况下，因为患者患有感觉神经病变，外伤通常容易被忽略。

2.12 患者是否有自残伤? 自残伤的例子包括在家中使用未经灭菌的设备剪老茧或挖趾甲。

2.13 患者是否自我治疗? 很多患者喜欢自我治疗。马来人常将咖啡粉倒在溃疡处，而印度人则使用姜黄根粉，华人则利用中草药治疗自己的伤口。上述方法都会导致感染恶化。

2.14 鞋子磨损类型? 注意患者的鞋子磨损类型。Nather 等发现，70% 的糖尿病患者在出门时不穿鞋而只穿拖鞋。注意拖鞋的磨损类型：①日式拖鞋使第 1 个趾缝易被擦伤，这会导致第 1 个趾缝位置发生溃疡；②在足背和踝部位有带子的拖鞋会导致踝和足背溃疡。

2.15 糖尿病的类型有哪些? 大多数患者所患的都是 2 型糖尿病（非胰岛素依赖型糖尿病）。

2.16 所使用的糖尿病治疗药物是什么? 记录所使用的糖尿病治疗药物：①糖尿病饮食；②口服降糖药；③口服降糖药，辅以胰岛素。

2.17 患者是否监测自己的糖尿病情况? 记录患者的监测类型和频率：①尿液分析；②毛细血管血糖水平监测。

2.18 患者是否知道自己的 HbA1C 水平? HbA1C 水平反映的是过去 3 个月中对糖尿病的控制情况。没有糖尿病的患者，其 HbA1C 在 3.5% ～ 5.5%。患有糖尿病的患者，HbA1C 低于 7% 就是良好。

2.19 糖尿病控制较差的症状是什么? 症状有多尿症（过多产生并排出尿液）、消渴（烦渴）及多食（过度渴望进食）。

2.20   糖尿病的并发症有哪些（表 3-2）？

2.21   复发病变有哪些？ 高血压，缺血性心脏病，慢性肾功能衰竭，脑血管意外。

2.22   糖尿病合并高血压。 糖尿病合并高血压使患者易患动脉粥样硬化（动脉硬化）。同时糖尿病合并高血压，会使动脉硬化或周围性血管疾病的风险上升。因此这些患者遭受膝盖以下截肢（below-knee amputation，BKA）的风险较大。

表 3-2   糖尿病并发症

并发症	症状
白内障	视力损伤
糖尿病视网膜病变	视网膜损伤
糖尿病肾病	肤色灰黄、气色不佳
糖尿病神经病变	手套感觉障碍以及足部袜子感觉障碍
糖尿病血管病变	血管性跛行或静止痛

2.23   糖尿病合并肾衰竭。 糖尿病和肾衰竭都会导致免疫退化。糖尿病合并肾衰竭会导致不良预后，即患者存在"双重免疫退化"。对于正在经历肾透析的患者，术后出血是一种常见的并发症，这将导致形成血肿。而患者的伤口治愈率也会下降。对于正在接受 BKA 的患者，伤口的愈合率仅为 50% ～ 60%。在医师开展首次 BKA 之前，必须警告患者有可能需要接受后续手术，如 BKA 修复术或膝盖以上截肢（above-knee amputation，AKA）。

2.24   糖尿病合并脑血管意外。 中风与糖尿病结合的后果也很糟糕，因为严重身体残疾的患者，患上压迫性溃疡和压力性损伤的风险会更高。

2.25   糖尿病的风险因素有哪些？ 高血压，吸烟，高血脂。

2.26   患者的功能状态如何？ 需要考虑几个问题：①患者是否属于步行者？②患者能否参加社区活动或足不出户？③患者是否坐轮椅？④患者是否卧床？

2.27   患者的职业是什么？ 有较高 BKA 风险的工作包括出租车司机、家庭主妇、厨师、体力劳动者和穿戴安全鞋的工厂工人。①家庭主妇面临的风险来自于厨房中的危险。②需要向足部不断施压来踩油门、刹车和离合器的出租车司机，需要换工作以避免 BKA。③工厂工人会因为穿着安全鞋而患溃疡。

2.28   患者的家族史如何？ ①是否存在糖尿病家族史？父母中有 1 人，或父母双方以及 1 名或多名兄弟姐妹患有糖尿病。②糖尿病患者父母的寿命如何？如果父母寿命大于 88 岁，患者活到 70 岁或更大年纪的几率很大。③患者是否有人看护？确认看护者：配偶、女儿、儿媳等，能够帮助管理糖尿病或糖尿病足问题（例如每天护理伤口）。

3. 临床检查

医师应遵守相应的着装规定，避免患者之间交叉感染。①避免摩擦磨损：短袖衬衫（或卷起袖子的长袖衬衫）；领结（或摘掉长领带）；摘掉手表／项链。②在对患者进行检查之前和之后，要用消毒剂洗手或用酒精擦手。③准备灭菌的垫巾和手套。

3.1 患者的位置。①病房检查（图3-8）：医师最好坐在床边检查足部。②门诊检查（图3-9）：医师将患者的患足放在凳子上，坐在椅子上对足部进行检查。

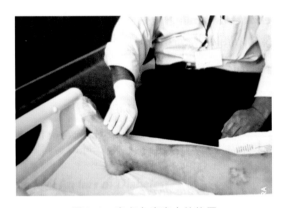

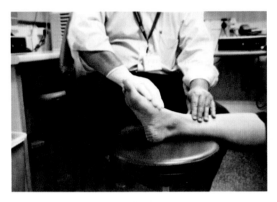

图3-8 患者在病房中的位置　　　　　　图3-9 患者门诊检查的位置

3.2 一般检查。①患者是否生病，焦虑或正常？②是否发热？③是否能够保持清醒，或因为血糖过低或酮酸中毒而昏昏欲睡？④是否存在因为酮酸中毒而导致的酸性呼气？⑤是否存在肾脏损伤而导致的面色土黄现象？⑥是否脸色苍白（按下眼睑，检查结膜确认是否贫血）？⑦是否存在脱水现象（要求患者伸舌，检查是否干燥）？⑧检查眼睛是否有白内障，是否能够阅读报纸？⑨检查巩膜是否存在黄疸？⑩生命体征：在双臂测量血压，检查是否有姿势性低血压（血压突然降低）；记录脉搏频率，检查是否存在心动过速；记录呼吸频率，注意是否存在呼吸急促；测量脉搏，测量部位包括颈动脉、腋动脉、肱动脉、尺动脉、腹主动脉、股动脉、腘动脉、胫后动、足背动脉。在图中位置用符号标记发现（图3-10）。

3.3 心血管系统。定位心尖搏动；寻找是否存在心脏肥大；听杂音。

3.4 呼吸系统。注意：支气管肺炎，肺积液，慢性阻塞性肺部疾病。

3.5 腹部。不包含肝脾大。

3.6 局部检查。在开始前，应佩戴手套。移除敷料，将裸露的肢体放在灭菌垫巾上（图3-11）。在检查后，包扎

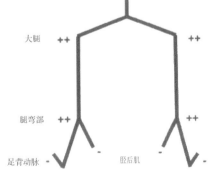

图3-10 显示下肢脉搏的符号图。
++ 明显，强有力；
+ 明显，虚弱；- 不明显

新的敷料之前，应将肢体包在垫巾中。将受到污染的敷料放在塑料袋中。首先进行局部检查。采用系统化方式检查足部的各部位：脚趾，趾甲，趾间隙，足背，足底，足跟。从检查脚趾开始，一直检查到踝。寻找以下临床问题：湿性／干性坏疽；溃疡；脓肿；骨髓炎；脓毒性关节炎；甲沟炎；CJD；水泡；胼胝；其他迹象（表3-3）。

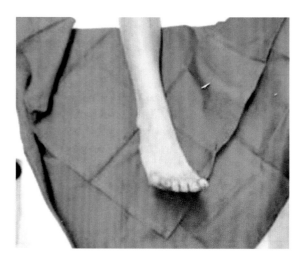

图 3-11　将患足放在灭菌垫巾上进行检查

表 3-3　其他临床问题

问题	标识
自主（律）神经病变	皮肤干燥
	足部（因CJD）而尺寸变大
变形	摇椅状足底
	踇外翻（拇指囊肿）
	营养性趾甲变化
慢性局部缺血	皮肤发亮
	脱发
	皮肤色素沉积增加
运动神经性病变	脚趾呈爪状
	内附肌消瘦

3.7　检查溃疡。伤口检查的项目（图3-12）：位置；尺寸；边缘（锯齿状形状的外翻、反转、局部缺血）；底层（腐肉、肉芽组织、肌腱外露、关节囊开放）；含量（渗出液，脓汁）；环境（相邻皮肤蜂窝组织炎）。

3.8　触诊。对足部进行触诊十分重要。足部是否发红、发冷或发热（表明足部缺血或炎症）？是否有潜在的硬化或脓肿？是否存在骨擦音（预示着存在气体）？评估糖尿病足三病因的重要内容：血管病变，神经病变，免疫性疾病。①皮肤颜色：粉色，正常；灰白，缺血性。②皮肤温度：温暖，正常；冷，缺血性。③毛细血管再充盈：＜2秒，正常；＞2秒，缺血性。

4. 评估血管病变

4.1　脉搏触诊。①股动脉脉搏：耻骨结节和髂前上棘的中间位置（腹股沟中点）；最容易感受到的脉搏。②膝后窝脉搏：膝盖弯曲至90°，将拇指放在胫骨粗隆的任意一侧，其他手指放在腘窝，请患者放松腿后肌，轻轻将腘动脉按在胫骨上，感受脉搏；难以感觉（深层）。③足背动脉：前踝关节线中点，内踝和外踝之间，外踝在该点向下画一条线直到第1指叉（图3-13），足脉搏可以在这条前踝线下方的三分之一处触摸到（图3-14中的B点）。④胫后动脉：将臀部向外旋转，膝盖弯曲，足背屈（图3-15），标记点为内踝尖端和跟腱（图3-16的点C）之间连线的三分之一处，及内踝尖端和足跟连线的三分之一处（图3-16的点D）。脉搏是否明显可辨，决定着可以实施的手术（表3-4）。

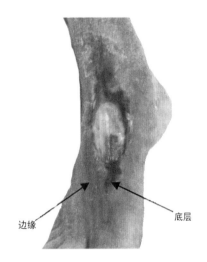

图 3-12 足背部溃疡，并且伴有局部缺血。
溃疡底部腐肉和肌腱

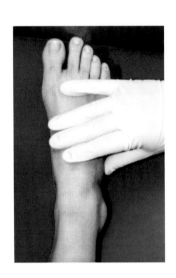

图 3-13 触诊足背动脉

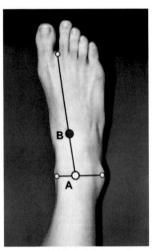

图 3-14 触摸足脉搏。A点：踝间连线的中点，B点：从A到第1指叉连线的下1/3处

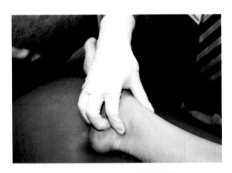

图 3-15 胫后动脉触诊

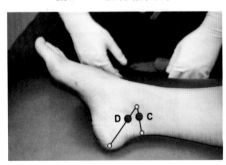

图 3-16 显示点 C&D

表 3-4 脉搏与手术关系

脉搏	手术类型
2 处脉搏明显	可以实施末端截肢 * 成功率很高（70% ～ 80%）
1 处脉搏明显	可以实施末端截肢 成功率较高
没有明显脉搏	不能实施末端截肢 无成功率 咨询血管外科医师 如果血管重建失败，应当实施膝盖以下截肢

* 末端截肢：趾裂截肢，跖骨截肢，Lisfranc 截肢，Chopart 截肢，Pirogoff 截肢

4.2 比格尔测试。如果无法感知一侧或双侧脉搏，则应开展比格尔测试。患者仰卧，抬高下肢，检查足底和脚趾是否苍白（图3-17）。记录足部变白时的血管角度。比格尔角度小于20°，表明存在严重的局部贫血（正常：90°，粉色；局部贫血：15°～30°，苍白）。

5. 评估感觉神经病变

①针刺测试；②位置感觉测试；③震动感觉测试；④单丝测试。

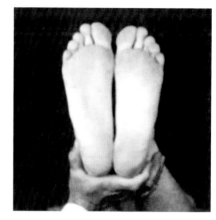

图3-17 下肢抬高30°时，双足变苍白

5.1 针刺测试。用一根针（神经探针）测试痛觉感知功能（图3-18）。评估麻木程度：对疼痛过度敏感（感觉过敏），对疼痛敏感不足（感觉减退）或完全丧失感觉（麻木）。标记出现的感觉障碍，涉及：仅脚趾，直到前足，到胫骨中段。手套和长筒袜会干扰测试。

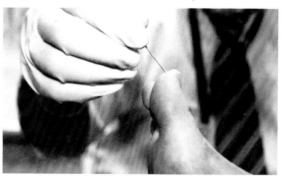

图3-18 针刺测试

5.2 位置感觉测试。握住一侧拇指，上下移动（图3-19，图3-20）。

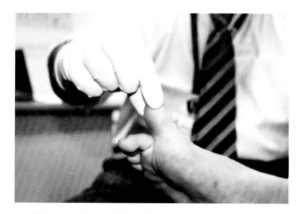

图3-19 位置感觉测试，大拇指背屈（向上）

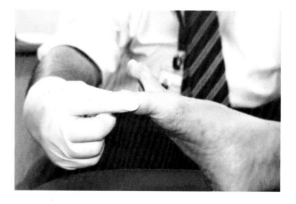

图3-20 位置感觉测试，大拇指跖面弯曲（向下）

5.3 震动感觉测试。使用128Hz音叉：将音叉放在骨凸上（趾尖、内踝和胫骨嵴），记录患者是否能够感觉到震动（图3-21）。

5.4 Semmes Weinstein 十点单丝测试（SWMT）。使用 5.07 标准尼龙单丝测试触觉。方法：①将单丝轻轻放在各点上，并按压，直到其弯曲（10g 的力），患者闭上眼睛（图 3-22）；②记录每个点"是""否"能够感觉到；③完成 10 个测试点位（图 3-23）。正常：8/10 或更多点位；异常：7/10 或更少点位。在探测感觉神经性病变时，单丝测试比针刺、振动感觉测试和位置测试更为精确。

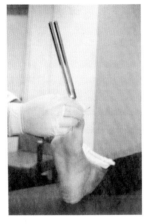
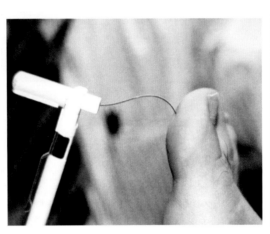
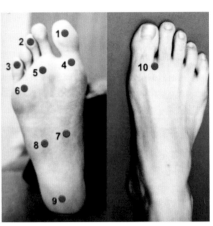

图 3-21　使用 128Hz 音叉 　　图 3-22　施加 10g 的力直到细丝弯曲　　图 3-23　SWMT 测试的 10 个点位
进行震动感觉测试

6. 免疫病理学评估

探查：深部脓肿、骨髓炎、脓毒性关节炎。①从足背部开始，轻轻移动第 1 列趾间关节和 MTPJ。②在移动关节时注意是否存在疼痛感。严重的疼痛意味着脓毒性关节炎。③对远节趾骨、近节趾骨和距骨及胫骨采用深部触诊法（图 3-24）。④检查是否柔软。⑤然后按序列触诊（第 2～第 5 序列）。⑥按压第 1 和第 5 序列之间部位。⑦对足底重复上述触诊流程（图 3-25）。

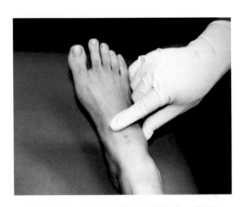
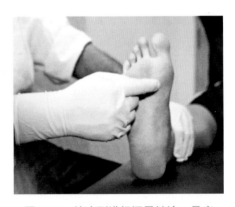

图 3-24　按序列进行深层触诊：足背　　　　图 3-25　按序列进行深层触诊：足底

最常见的患有脓毒性关节炎的是MTPJ和足部近端趾间关节（图3-26）。最常见的患有骨髓炎的是距骨和近节趾骨。在坏死性筋膜炎（图3-27）病例中，下方的皮肤呈现蜂窝组织炎症状。对于延迟治疗的病例，出血性水泡是典型症状。标识：检查深筋膜的张力；检查是否有皮下骨擦音。探针测试：将无菌金属探针插入溃疡（图3-28），如果能够触碰到骨骼，那么可以判定骨骼患有骨髓炎。

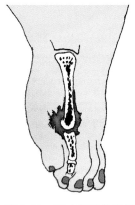 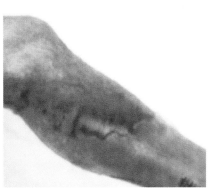 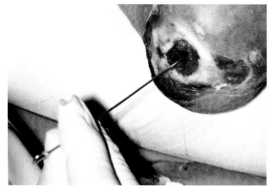

图3-26　第4跖趾关节患有脓毒性关节炎　　图3-27　坏死性筋膜炎，表现为皮肤出血性水泡　　图3-28　探针测试

参考文献

1. Solomon L，Warwick DJ，Nayagam S，et al. Apley's System of Orthopaedics and Fractures（8 Ed）. London：Hodder Arnold，2001.

2. Nather A，Bee CS，Huak CY，et al. Epidemiology of diabetic foot problems and predictive factors for limb loss. J Diabetes Complications，2008，22（2）：77-82.

3. Nather A，Siok Bee C，Keng Lin W，et al. Socioeconomic profile of diabetic patients with and without foot problems. Diabet Foot Ankle，2010，1：5523.

4. Nather A，Neo SH，Chionh SB，et al. Assessment of sensory neuropathy in diabetic patients without diabetic foot problems. J Diabetes Complications，2008，22（2）：126-131.

5. Stone K，Nather A，Aziz Z，et al. Footwear in patients with diabetic foot problems. Malaysia，Sarawak：35th Annual General Meeting of Malaysia Orthopaedic Association，2005.

6. Sosenko JM，Kato M，Sato R，et al. Comparison of quantitative survey threshold measures for their associates with foot ulceration in diabetic patients. Diabetes Care，1990，13：1057-1061.

7. Caputo GM，Cavanagh PR，Ulbrecht JS，et al. Assessment and management of foot disease in patients with diabetes. N Engl J Med，1994，331（13）：854-860.

（Aziz Nather，Amalina Anwar，Amy Pannapat Chanyarungrojn）

第四章

辅助检查

1. 概述

在对患者查体并做出诊断之后，开始进行辅助检查，项目包括血液测试、细菌培养、敏感性测试及影像检查等。

2. 验血

2.1 感染标志。全血技术：取静脉血进行检查（表4-1）。白细胞增多：当WBC $> 10 \times 10^9$/L时，表明机体有炎症或存在感染。

2.2 急性期反应。重要指标：C-反应蛋白（CRP），正常范围 $0 \sim 10$mg/L。

2.3 尿素和电解质（表4-2）。

表4-1 血液指标

项目	正常范围
白血球（WBC）	$3.40 \times 10^9 \sim 9.60 \times 10^9$/L
血红蛋白（Hb）	男性：$12.9 \sim 17.0$g/dL
	女性：$11.3 \sim 13.5$g/dL

表4-2 尿素和电解质指标

项目	正常范围
尿素氮	$2.0 \sim 6.5$mmol/L
钠（Na）	$135 \sim 150$mmol/L
氯化物（Cl）	$98 \sim 10$ mmol/L
钾（K）	$3.5 \sim 5.0$mmol/L
肌酐（Cr）	$50 \sim 90 \mu$mol/L

2.4 糖化血红蛋白。非糖尿病患者，正常范围 $3.5\% \sim 5.5\%$；糖尿病患者，正常值 $< 7.0\%$。

2.5 毛细血管血糖测试。血糖正常范围 $4.0 \sim 7.8$mmol/L。每日4次检测患者血糖并绘制图表（糖尿病图中 tds ＋ 10pm）（图4-1）。

2.6　总蛋白。重要指标：白蛋白，正常范围 38 ～ 48g/L。

3. 细菌培养与敏感性（c/s）研究

3.1　用于 c/s 的血液。本过程是在无菌条件下进行的。所有病例均如此操作，即使是在没有发热的情况下。这是因为老年糖尿病患者常常感染后没有全身反应。

3.2　用于 c/s 的拭子。从溃疡或伤口排出的脓液中取出拭子。对病原体进行培养。完成病原体对各种抗菌药物的敏感性研究。取伤口拭子：①在使用抗菌药物前，取培养基；②使用生理盐水清洗溃疡处和周边皮肤；③按压伤口边缘从伤口中心部位挤出脓液；④从溃疡的最深部位取出拭子，不要从边缘取出，避免受相邻皮肤内的病原体污染（图4-2）；⑤将 c/s 拭子送入有氧和厌氧培养瓶中。

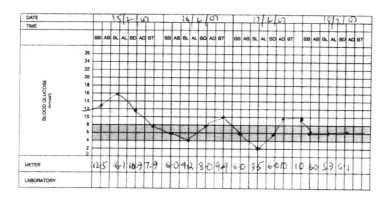

图 4-1　血糖图显示糖尿病足患者血糖控制良好

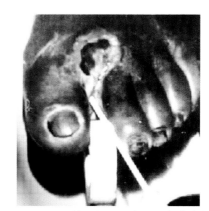

图 4-2　取 c/s 拭子的错误方法：在溃疡边缘使用拭子条

3.3　取组织标本。组织标本检测比伤口拭子更加准确。从溃疡层切下一块组织，使用生理盐水清洗后进行培养。

4. 放射检验

足部 X 线检查：拍摄前后位和斜位（图 4-3A，图 4-3B）。踝关节 X 线检查：拍摄前后位和侧位（图 4-3C，图 4-3D），查找以下特征：①软组织平面缺失；②血管钙化 —— 足背（dorsalis pedis，DP）动脉或胫骨后（posterior tibial，PT）动脉（图 4-4A）；③邻接骨关节侵蚀示脓毒性关节炎（图 4-4B）；④骨侵蚀示骨髓炎（图 4-4C）；⑤有气体存在示严重危及生命的感染 —— 坏死性筋膜炎（图 4-4C）；⑥关节脱臼、骨破坏示 CJD。

胸部 X 线检查：查找支气管炎。

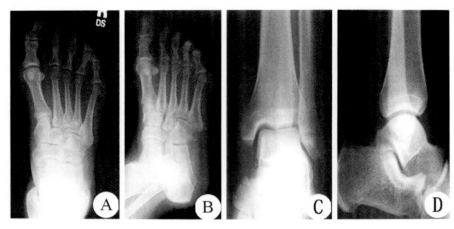

A：足部前后位　　　B：足部斜位　　　C：踝关节前后位　　　D：踝关节侧位

图 4-3　X 线检查

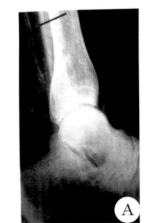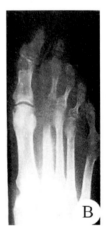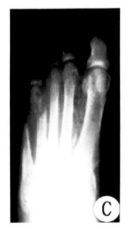

A：胫后动脉钙化　　　B：跖骨头和近节趾　　　C：第 3 和第 4 趾的骨髓
骨底侵蚀，第 2 跖趾　　炎，之间气性射线影显
关节脓毒性关节炎　　示为足部坏死性筋膜炎

图 4-4　X 线检查结果

5. 其他检查

5.1　踝肱指数（ABI）。ABI 是血流的无创评估。通过将 2 个足部动脉（DP 和 PT）的最高收缩压除以臂中的肱动脉收缩压（踝关节收缩压／肱动脉收缩压）来计算该指数（表 4-3）。使用袖带和便携式连续波多普勒超声探头来在足部血管上测量踝部收缩压（图 4-5）。

ABI 结果不是用于进行临床决策的唯一检测指标，因为这个结果可能具有误导性。许多长期糖尿病患者存在内侧壁钙化。这会人为导致收缩压和 ABI 值升高。ABI 值在 1.2 以上（如 2.0），并不表示血流良好或正常，这样的值表明血管中存在钙化。

表 4-3　踝肱指数

数值	结果
0.8 ～ 1.2	正常
< 0.8	局部缺血
< 0.5	严重缺血

查看血压生成的波形更为准确。通过多普勒获得的波形可以是三相、双相或单相的。三相声音表示动脉是健康的（图 4-6A）。双相声音表示部分阻塞（图 4-6B），这仍然被认为是安全的，是目前最常见的波形。单相声音表示闭塞（血管突然堵塞）和血流阻塞增加（图 4-6C）。波形越平，血流越小（图 4-6D）。

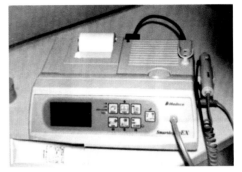

图 4-5　带有超声探头和多普勒凝胶的 ABI 机

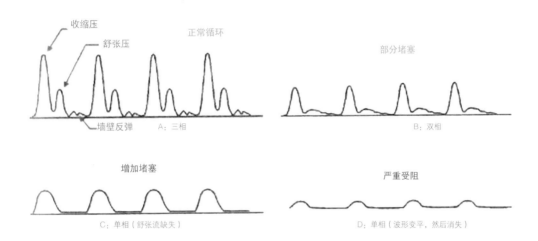

图 4-6　查看血压生成的波形。A：三相；B：双相；C：单相（舒张流缺失）；D：单相（波形变平，然后消失）

测量方法：①将患者置于仰卧位，脱掉鞋子和袜子；②至少要等 10 分钟再测量血压；③将血压袖带紧贴于上臂（图 4-7A）；④向袖带充气，逐渐降低压力，记录从多普勒探头获得的收缩压读数；⑤将同一血压袖带紧贴在身体同一侧的踝关节上；⑥触诊内踝后的区域，找到 PT 脉搏，向袖带充气，逐渐降低压力，并记录收缩压读数（图 4-7B）；⑦触诊同一只足的背部，找到 DP 脉搏，向袖带充气，逐渐降低压力记录血压读数（图 4-7C）；⑧将袖带放到另一个踝关节上，并记录 PT 和 DP 收缩压。

ABI 的优点：无创，操作快速简单，结果可靠和可重复，经济实惠。ABI 的缺点：钙化血管患者的结果可能会错误地提高，受操作者影响。

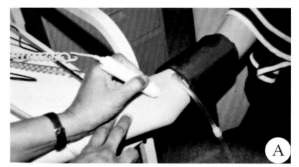

A：取肱动脉收缩压

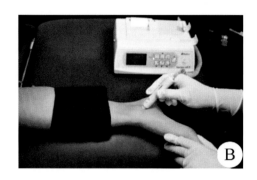

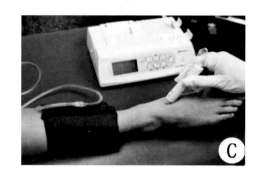

B：取胫后动脉收缩压   C：取足背动脉收缩压

图 4-7   测量血压

5.2   趾肱指数（tpe brachid index，TBI）。与使用超声波的 ABI 不同，TBI 基于使用光电容积描记术的红外光。其需测量脚趾血流的，通过将大拇指的最高收缩压除以臂中的肱动脉收缩压（脚趾收缩压／肱动脉收缩压）来计算该指数（表 4-4）。将袖带和小型光电容积描记器（PPG）探头放到大拇指尖测量脚趾收缩压。

表 4-4   趾肱指数

数值	结果
≥ 0.7	正常
0.4 ～ 0.6	局部缺血
≤ 0.3	严重缺血

TBI 的优点：无创，脚趾水平的组织灌注反映的收缩压比 ABI 更准确，趾动脉无钙化。

TBI 测量脚趾水平的组织灌注。在脚趾处，小的趾动脉与足部动脉不同，不受内侧壁钙化的影响。这样使得 TBI 在脚趾处的组织灌注测量比 ABI 更准确。脚趾处的收缩压预计为踝关节收缩压的 60% ～ 80%。正常伤口愈合需要的脚趾绝对收缩压是 30mmHg 或更高。

测量方法：①将患者置于仰卧位，脱掉鞋子和袜子；②至少要等 10 分钟再测量血压；③将血压袖带紧贴在上臂周围；④向袖带充气，逐渐降低压力记录血压读数⑤将小型脚趾袖带紧贴在拇指的底部图 4-8）；⑥将小型 PPG 探头放到脚趾尖；⑦向袖带充气，逐渐降低压力记录血压读数；⑧将脚趾袖带放到另一只足的拇指上，记录另一侧的脚趾收缩压。

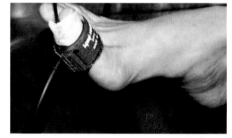

图 4-8   光电容积描记法脚趾收缩压测量

5.3   感觉阈值检测。感觉阈值检测仪测量患者的振动感觉阈值（vibration perception threshold，VPT，感觉神经病变的指数）（表 4-5，图 4-9）。

检测方法：①将探头放在大拇指上；②转动刻度盘，增加振动强度，直到感觉到振动；③让患者一旦感觉到振动就立即

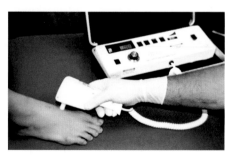

图 4-9   感觉阈值检测仪

报告，记录刻度盘上的读数。

使用感觉阈值检测仪的优点：无创，快捷操作（仅用几分钟时间），便携、电池供电。缺点：与其他方法，如 Semmes Weinstein 5.07 单丝检测（SWMT）和神经末端针刺检测相比，成本较高（大约 4200 新元）。

5.4 多普勒超声检测。多普勒超声诊断和检查影响足部血管的情况，其结合了常规检查成像信息和多普勒血流信息。常规超声检查利用从血管反弹的声波产生二维黑白图像说明足部血管的结构；多普勒超声利用移动物体（如红细胞）反射的声波产生二维彩色图像，显示下肢的血液流动情况，测量血流速度并检测下肢血管的堵塞情况（表 4-6）。

表 4-5 感觉阈值检测仪读数说明

数值	结果
0～25V	正常范围
26～50V	异常范围

表 4-6 多普勒超声检查结果说明

结果	说明
结果正常	正常血液流经胫前动脉、胫后动脉和腓动脉，血压是正常的，血管内没有变窄或堵塞
结果异常	胫前动脉、胫后动脉或腓动脉可能形成血块或斑块

对于糖尿病足患者，我们要关注的是胫后动脉（PTA）、胫前动脉（ATA）和腓动脉（PA）（图4-10）。Moneta 等指出，彩色多普勒超声检测 PTA 和 ATA 闭塞的能力是 90%，但是检测 PA 要下降至 82%。图 4-11 显示了中期 ATA 和 PTA 闭塞的多普勒超声检查结果。

检测方法：①患者躺在桌子上，头部抬高；②在检测区域涂抹凝胶；③将传感器放在检测区域，对着皮肤（图 4-12）；④来回移动传感器；⑤观察电脑上的图像分析结果。

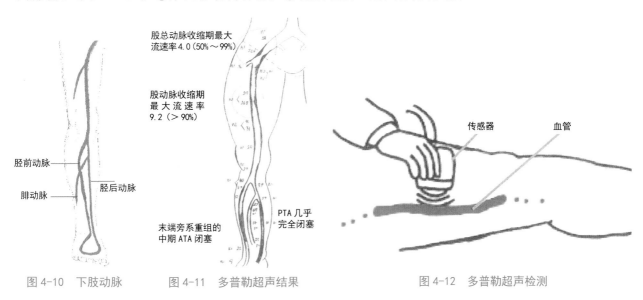

图 4-10 下肢动脉   图 4-11 多普勒超声结果   图 4-12 多普勒超声检测

当动脉闭塞时，可使用血管成形术修复腿部循环。这是一种微创手术，其中气囊导管插入到阻塞部分上方的腿部动脉中，并通过动脉引导到阻塞区域。在阻塞区域，附在导管上的气囊反复进行充气和放气，以拓宽血管。

多普勒超声检查的优点：比其他方法，如动脉造影的创伤要小，比动脉造影的并发症要少。缺点：吸烟可能会影响检查结果，因为尼古丁可导致动脉收缩。

5.5 经皮氧分压（transcutaneous oxygen,TcPO$_2$）检测。 在伤口愈合过程中，微循环需要为组织提供重要营养物质和氧。氧对肉芽组织的形成至关重要，并提供抵抗感染的能力。伤口愈合取决于组织灌注，因为这决定了输送给伤口的氧气量。因此，组织含氧水平可用于决定糖尿病足部的愈合潜力。TcPO$_2$是指对皮肤表面局部压氧的测量（图 4-13）。

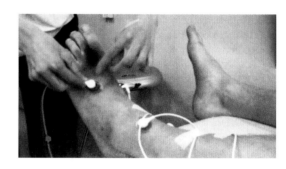

图 4-13　TcPO$_2$ 测量

检测方法：将电极放置在紧邻伤口部位的皮肤上，电极下的皮肤加热到 44℃，这样可导致毛细血管床内的血管舒张，氧气通过皮肤扩散并由 Clark 电极测量。

TcPO$_2$ 是高压氧治疗法（hyperbaric oxygen therapy, HBOT）的关键组成部分。用于确定患者是否适合 HBOT。在 HBOT 的有效性与 TcPO$_2$ 的预测愈合潜力之间存在直接的相关性。对于伤口愈合，要求 TcPO$_2$ 值超过 30mmHg（表 4-7）。

TcPO$_2$ 的优点：无创，测量组织灌注要比 ABI/TBI 更为准确。缺点：机器必须每天重新校准，休克、酸中毒、缺氧、体温过低、水肿或贫血患者的测量不准确。

表 4-7　TcPO$_2$ 值说明

数值	结果
＞ 50mmHg	正常
＜ 40mmHg	伤口愈合受损
＜ 30mmHg	严重缺血（组织灌注不足）

参考文献

1. Kasalová Z. Biothesiometry in the diagnosis of peripheral neuropathies. Cas Lek Cesk，2002，141（7）：233-235.

2. Moneta GL，Yeager RA，Antonovic R，et al. Accuracy of lower extremity arterial duplex mapping. J Vasc Surg，1992，15（2）：275-283.

3. Gottrup F. Oxygen in wound healing and infection. World J Surg，2004，28（3）：312-315.

4. Smith BM，Desvigne LD，Slade JB，et al. Transcutaneous oxygen measurements predict healing of leg wounds with hyperbaric therapy. Wound Repair Regen，1996，4（2）：244-249.

（Aziz Nather，Rachel Teo Yi Lin）

第五章

药物治疗

在做手术前，必须进行药物治疗。包括：内分泌控制、医学营养疗法、创面床准备、选择合适的伤口敷料、使用适当的抗菌药物物。

本节摘选自2014年7月1管理糖尿病足伤口的 ASEAN Plus 专家小组论坛上制定的《糖尿病足伤口治疗指导》。

1. 内分泌控制

出现糖尿病足部溃疡的患者通常血糖控制不佳。影响血糖控制的因素包括：感染，手术创伤，压力。

建议 10：旨在良好控制出现糖尿病足部溃疡的患者的血糖（表5-1）。

表 5-1 血糖控制

患者类型	血糖目标	控制方法
生命垂危患者	$140 \sim 180mg/dL$（$7.8 \sim 10.0mmol/L$）	采用静脉注射胰岛素
其他住院患者	饭前血糖 $< 140mg/dL$（$7.8mmol/L$）	基础胰岛素，用餐时的单次剂量
状态相对较好的患者	饭前血糖 $< 130mg/dL$（$7.2mmo/L$）（在不增加低血糖的情况下得以实现）； 对于大多数在家治疗的患者，建议实现7%的HbA1C目标（若可以确保安全实现）	如果患者口服药物后情况稳定，则可以继续服用。如果血糖控制不佳，则最好使用胰岛素加以改善

2. 医学营养疗法

建议 11：应实现营养的个体化。

进行饮食规划时，应将体重、当前医疗状况以及其他并发症，如肥胖、高脂血症和高血压等考虑在内。应该同样考虑营养师因素（如有可能）。

建议 12：改善营养不良患者的营养状况。

建议 13：若要求患者空腹，则供给碳水化合物。

方法：输入 5% 的葡萄糖或葡萄糖盐水。

3. 创面床准备

建议 14：准备创面床以促进伤口愈合。

应准备创面床，以实现伤口的快速愈合。准备创面床，以促进内源性愈合以及增加其他治疗措施的效力。重要步骤包括：清创术、改为抗菌治疗和充分引流（图 5-1）。TIME 指南提供了适合创面床准备的结构性方法的框架（表 5-2）。

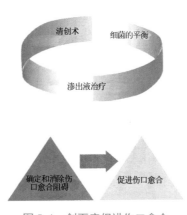

图 5-1　创面床促进伤口愈合

表 5-2　TIME 适合创面床准备的结构性方法的框架

临床表现	建议的病理生理学	WBP 临床操作	WBP 行为的影响	临床结果
组织坏死和缺损（Tissue non-viable or deficient）	有缺陷的矩阵和细胞碎片影响愈合情况	清创术（偶尔发生或连续）： • 自溶、尖锐手术、酶促、机械或生物 • 生物制剂	恢复伤口基底和功能性细胞外基质蛋白质	有活力的伤口基底
感染或炎症（Infection or Inflammation）	高细菌数或长期炎症炎性细胞因子 蛋白酶活性 生长因子活性	清除感染源（局部／系统）： • 抗菌药物 • 抗炎药物 • 蛋白酶抑制	低细菌数或炎症受控： 炎症性细胞因子 蛋白酶活性 生长因子活性	细菌平衡和炎症减少

临床表现	建议的病理生理学	WBP 临床操作	WBP 行为的影响	临床结果
湿度不均匀（Moisture imbalance）	干燥令上皮细胞迁移放缓 过多的液体导致伤口边缘 出现浸渍	应用水分平衡敷料 压缩、负压或其他清除液体的方法	恢复上皮细胞迁移、避免 干燥 水肿、控制过度的流体及 避免浸渍	水分平衡
伤口边缘不可推进或破坏（Edge of wound non-advancing or undermined）	不迁移的角化细胞 伤口细胞无响应和细胞外 基质异常或白酶活性异常	重新评估原因或考虑矫正疗法： • 清创术 • 皮肤移植 • 生物制剂 • 辅助疗法	角化细胞迁移和伤口细胞 应答 恢复适当的蛋白酶谱	完善表皮边缘

4. 基于 TIME 指南选择敷料

建议 19：利用 TIME 指南指导护理目标和敷料选择（表 5-3）。

表 5-3　护理目标和敷料选择

临床表现	护理的目标	渗出液	敷料	
			接触层	外部敷料
组织坏死		干燥或少量	水凝胶	水胶体或泡沫
	若血管供应情况良好，清除焦痂和促进水分平衡	中等	水胶体	纱布或薄膜
		大量	藻酸盐、海绵或 亲水性纤维敷料	纱布或带有 纱布块的海绵
	若血管供应被破坏，保持焦痂干燥	干燥	薄纱纱布和薄膜	薄膜或纱布
腐肉		低	水胶体和水凝胶	纱布或薄膜
		中等	藻酸盐	带有纱布块或纱布的水胶体
	去腐肉，提供水分平衡	大量	海绵、亲水性纤维敷料 负压伤口治疗（NPWT）	带有纱布块或纱布的海绵
生肉芽组织		低	不依从材料	薄膜或纱布
	提供水分平衡	中等	水胶体和泡沫 NPWT	带有纱布块的纱布或接触层

续 表

临床表现	护理的目标	渗出液	敷料	
			接触层	外部敷料
形成上皮	实现水分平衡	低	不依从材料	薄膜或纱布
		中等	水胶体或泡沫	纱布
感染	摆脱感染（生物膜）	低	纳米粉末或含银离子材料、碘乳膏	带有纱布块或纱布的水胶体
		中等	含银和含碘材料	带有纱布块的海绵或纱布
水分平衡	保持环境潮湿	低	薄膜、水凝胶	纱布
		中等	水胶体和藻酸盐	带纱布块或海绵的接触层
		大量	海绵、亲水性纤维敷料 NPWT	带纱布块或纱布的接触层
边缘	促进伤口边缘的改善	低	薄膜和水凝胶	纱布
		中等	水胶体、藻酸盐 NPWT	带纱布块或海绵的接触层
		大量	海绵、亲水性纤维敷料 NPWT	带纱布块或纱布的接触层

5. 伤口敷料的种类

建议 20：根据伤口特点选择合适的伤口敷料（表 5-4）。

表 5-4 合适的伤口敷料

种类	特点	建议
胶片	无菌、薄、防水、透气和自粘的聚氨酯薄膜	适合平 / 浅的少量伤口渗出液
薄纱敷料	非粘附性敷料	以上皮覆盖的少量渗出液的伤口
水胶体	胶布敷料由天然或合成聚合物，如胶质和果胶制成，一旦与渗出液接触，便会形成凝胶	适合平 / 浅的少量和中等的伤口渗出液
水凝胶	不定性、水性凝胶或薄片补充干燥坏死组织的水份	适合干的坏死伤口
藻酸盐	形成软的灵活凝胶	适合中度渗出性病变

亲水性纤维敷料	将液体留在纤维结构中，形成了软凝胶	适用于出现窦窿、深或浅的伤口（带腐肉或焦痂和中等到大量渗出液），如腿溃疡和压力性溃疡
聚氨酯泡沫	有或没有边界的粘合剂	适合成粒或以上皮覆盖的伤口（带有中等到大量渗出液）
银灰色敷料	非纺织材料中的银灰色纳米颗粒或离子浸渍会慢慢释放银离子	适用于严重移生或感染的伤口
碘敷料	浸染在非纺织材料中的聚维酮碘会慢慢释放碘	适用于严重移生或感染的伤口

6. 其他治疗方法

建议 21：采用有助于伤口愈合的替代技术（表 5-5）。

表 5-5 替代技术

技术	原理	现象	建议
负压伤口治疗（NPWT）	在封闭环境对伤口实施负压伤口治疗。保持环境潮湿，并防止干燥促进肉芽组织的形成	渗出液较多的开放性伤口	减少敷料更换频率 提供临时伤口缝合 不能用于感染伤口 首先应清除坏死组织
高压氧	向伤口组织提供 100% 氧气。	对于出现不充分灌注的伤口	血管供应不足
蛆虫清创治疗 常见的绿色肉蝇（铜绿蝇）	通过分泌可分解坏死组织和菌膜的酶消解腐肉。	对于带腐肉和坏死组织的伤口	适用于病情太严重而无法接受外科手术清创的患者
超声水刀	通过超薄、高速生理盐水流进行高精密度清除	对于带腐肉或坏死组织的伤口	用于创面床准备

7. 使用抗菌药物

建议 16：应妥善使用抗菌药物。

抗菌药物治疗会增加诱发抗药性细菌增长的风险。因此，应妥善使用抗菌药物：①不建议采用局部抗菌素膏和糊剂，因为形成抗性细菌的风险很高。②根据培养和敏感性结果选择抗菌药物。③骨髓炎要求使用有效抗菌药物至少6周。④跟进血液和放射性调查很重要。

建议 17：抗菌药物应与其他治疗方法一起使用。

必要时，应同时使用抗菌药物、外科手术方法和抗菌敷料，以期取得更好效果：①脓疮必须通过手术排干其中液体。②骨髓炎必须进行切除受感染骨头的手术。③局部抗菌敷料（如含银材料）有助于抵抗多重耐药。

8. 骨髓炎

建议 18：寻找所有伤口中潜在的骨髓炎。

骨髓炎指的是骨头感染，通常发生于患有糖尿病足的患者身上。

8.1　诊断。若无菌金属探针或触诊时手套指头接触到骨头，则假定发生了骨髓炎。

8.2　治疗。很难治疗，要求：①长期进行抗菌药物治疗；②通过手术切除感染的骨头。

	如果怀疑出现骨髓炎，则尽快咨询专门医师

参考文献

1. Nather A. ASEAN Plus Guidelines on "Management of Diabetic Foot Wounds". ASEAN，2014.

2. Sibbald RG，Williamson D，Orsted HL，et al. Preparing the wound bed-debridement，bacterial balance，and moisture balance，Ostomy Wound Manage，2000，46（11）：14-22.

3. Paris Advisory Board，2002.

4. Schultz GS，Sibbald RG，Falanga V，et al. Wound bed preparation：a systematic approach to wound management. Wound Repair Regen，2003，11（Suppl 1）：S1-S28.

5. Caputo GM，Cavanagh PR，Ulbrecht JS，et al. Assessment and management of foot disease in patients with diabetes. N Engl J Med，1994，331（13）：854-860.

（Aziz　Nather）

第六章

适用于糖尿病足部感染的抗菌药物

1. 简介

感染是糖尿病足患者常见问题。感染通常从表面伤口开始，最常见的是神经病变性溃疡，Nather 等的研究显示 202 例患者中会有 122 例（60.4%）出现感染。其中，63 例患者（31.2%）出现单一微生物感染，而 59 例患者（29.2%）出现多重感染。

2. 诊断和样本采集

尽管所有伤口都存在微生物侵入，但是至少出现以下 2 种临床表现才确定出现伤口感染：①局部肿胀或硬化；②红斑；③局部压痛或疼痛；④局部发热；⑤排脓（厚的不透明至白色或血红色分泌物）。

其他一些临床表现也暗示着感染，包括出现坏死、易碎或褪色的肉芽组织、非化脓性分泌物、腐蛋臭味或正确处理的伤口未能痊愈。这些发现会增强对糖尿病足感染的临床判断，尤其是周围神经病变或局部缺血引发局部和系统炎症迹象减退时。

骨髓炎被定义为骨头感染（包括骨髓）。一般若针对无菌获得的骨头样本进行组织学和微生物学检查时出现阳性反应，则确诊为患有骨髓炎。然而，这种方法仅适用于当对诊断存有疑问或确定病菌的药物敏感性至关重要时。

若进行多项诊断性测试（如探骨测试、血清炎症标记、X 线检查、MRI 或骨扫描）时出现阳性反应，则可以合理诊断出现骨髓炎。对所有出现非表面糖尿病足感染的患者行足部 X 线检查。若为诊断是否出现骨髓炎而要求高级成像，则行 MRI 检查。

没有出现软组织或骨感染的伤口不要求采用抗菌药物疗法。感染的伤口需要提供清创术后样本（最好是组织样本），进行有氧和厌氧菌培养。

3. 选择抗菌药物疗法

根据以下 4 个因素选择合适的抗菌药物疗法：①局部微生物数据；②革兰氏染色剂结果及之前的培养物；③严重感染（根据 PEDIS 等级和 IDSA 感染严重程度）；④患者基本资料（药物过敏反应、肾脏和肝脏功能障碍、相关免疫学抗体和最近住院情况）。

通常根据糖尿病患者足部感染的临床诊断及局部微生物数据，首先采用经验性抗菌药物治疗。随后根据组织培养结果、感染严重程度及患者基本资料选择更明确的抗菌药物疗法。

3.1 局部微生物数据。根据局部微生物数据选用经验性抗菌药物治疗。在一项研究（Nather 等于 2011 年完成）中，分析了接受糖尿病足部感染治疗的 100 例患者，最常见的感染表现包括脓肿（32%）、湿性坏疽（29%）和感染溃疡（19%），13% 的患者患上骨髓炎。研究发现，48% 的感染为单一微生物感染，而剩下的 52% 感染为多种微生物感染。

单一微生物感染最常见的病原菌有：金黄色葡萄球菌（31.3%）、耐甲氧西林金黄色葡萄球菌（MRSA）（16.7%）和绿脓杆菌（16.7%）。多重感染最常见的微生物是金黄色葡萄球菌（48.1%）、脆弱拟杆菌（46.2%）和绿脓杆菌（34.6%）。所有感染中最常见的病原菌是金黄色葡萄糖球菌（39.7%）、脆弱拟杆菌（30.3%）、绿脓杆菌（26.0%）和无乳链球菌（21.0%）。

在新加坡，经验性抗菌药物治疗必须是针对金黄色葡萄糖球菌、脆弱拟杆菌、绿脓杆菌和无乳链球菌。采用对抗金黄色葡萄糖球菌和革兰氏阳性球菌的组合抗菌药物是较为合适的（包括氯唑西林和／或第 2、第 3 代头孢菌素）。

出现抗菌药物耐药感染增加风险的患者及患慢性病、以前治疗过或严重感染的患者应接受广谱的抗菌药物治疗。

新加坡国立大学使用以下抗菌药物治疗作为皮肤病和软组织损伤（无论患者是否患有糖尿病）的首选治疗。随后根据组织培养结果、感染严重程度和额外的临床信息修改这个初始方案（表 6-1）。

表 6-1　抗菌药物治疗方法

感染部位	感染类型	初始用药	修正用药
皮肤和软组织	蜂窝组织炎	氯唑青霉素，静脉注射，1g/ 次，每 6 小时 1 次	（没有速发型超敏反应）头孢唑啉，静脉注射，2g/ 次，每 8 小时 1 次（2.64 美元） （速发型超敏反应）克林霉素，口服，600mg/ 次，每 8 小时 1 次或万古霉素 IV，1g/ 次，每 12 小时 1 次
	糖尿病足蜂窝组织炎	阿莫西林 - 克拉维酸，静脉注射，1.2g/ 次，每 8 小时 1 次（14.52 美元）	克林霉素，口服，600mg/ 次，每 8 小时 1 次（2.64 美元）
	严重的糖尿病足感染	哌拉西林 - 三唑巴坦，静脉注射，4.5g/ 次，每 8 小时 1 次（17.70 美元）	克林霉素，静脉注射，900mg/ 次，每 8 小时 1 次 ＋ 环丙沙星，静脉注射，400mg/ 次，每 12 小时 1 次（102.87 美元）
	坏死性筋膜炎	盘尼西林 G，静脉注射，4MU/ 次，每 4 小时 1 次 ＋ 克林霉素，静脉注射，900mg/ 次，每 8 小时 1 次 ＋ 头孢他啶，静脉注射，2g/ 次，每 8 小时 1 次（94.17 美元）	（无速发型超敏反应） 头孢曲松钠，静脉注射，2g／次，每 24 小时 1 次 ＋ 克林霉素，静脉注射，900mg/ 次，每 8 小时 1 次（78.47 美元）
骨和关节	化脓性关节炎（本体关节）	氯唑青霉素，静脉注射，2g 次，每 6 小时 1 次	（无速发型超敏反应）头孢唑啉，静脉注射，2g/ 次，每 8 小时 1 次
	化脓性关节炎（有淋病风险）	头孢曲松钠，静脉注射，2g/ 次，每 24 小时 1 次（4.40 美元）	
	骨髓炎	氯唑青霉素，静脉注射，2g/ 次，每 6 小时 1 次	（无速发型超敏反应）头孢唑啉，静脉注射，2g/ 次，每 8 小时 1 次

3.2　标本采集。临床上确诊糖尿病足感染需要进行微生物检测，从而明确可能导致感染的病原菌及其对抗菌药物敏感性，进而使医师可以选择最合适的抗菌药物进行治疗。检测感染需获得组织标本而非简单的拭子。对于骨髓炎患者，其软组织或窦道标本无法正确反映骨培养结果，所以不应该取这些部位的标本。患者刚就诊时应尽快获取其伤口标本。若患者已接受抗菌药物治疗且临床情况稳定，可以在其停止治疗几天后获取伤口标本（避免获得假阴性培养物）。伤口标本不得重复采集，

除非患者对治疗无临床反应或第 1 个标本被污染。

3.3 感染的严重程度。2012 年美国传染病学会（IDSA）发布的《糖尿病足感染诊断和治疗的临床实践指南》建议根据感染的严重程度进行治疗。国际糖尿病足工作组（IWGDF）制定了分类系统，旨在为糖尿病足感染严重程度分级。该系统命名为 PEDIS：灌注（Perfusion），程度（伤口大小）（Extent），深度（组织损失）（Depth），感染（Infection），感觉（神经病）（Sensation）。

IDSA 也制定了类似分类系统。2012 年 IDSA 指南建议治疗糖尿病足感染时采用 IWGDF 和 IDSA 分类系统，因为他们各自有清晰的定义和较少类别。上述 2 个系统更方便临床医师使用（表 6-2）。

表 6-2　IWGDF 和 IDSA 分类系统

感染的临床表现	IWGDF 等级	IDSA 感染严重程度
无局部感染迹象： 局部肿胀或硬化 红斑 局部压痛或疼痛 局部发热 排脓	1	未感染
仅皮肤和皮下组织局部感染（无如下所示的深部组织和系统迹象） 至少出现以下 2 种表现： 局部肿胀或硬化 伤口四周＞0.5cm 且＜2cm 的红斑 局部压痛或疼痛 局部发热 排脓 必须排除其他引发皮肤炎症反应的原因（创伤、痛风、急性夏科神经骨关节病、骨折、血栓症和淤血）	2	不含有害物质
局部感染（如上所述），伴有红斑＞2cm，或深入皮肤和皮下组织的结构（如脓肿、骨髓炎、脓毒性关节炎和筋膜炎）。无系统性炎症反应迹象（如下所述）	3	中等
局部感染（如下所述），伴有 SIRS 迹象，通过以下 2 种及更多种表现得以体现： 温度＞38℃或＜36℃ 心率＞90 次 / 分钟 呼吸速率＞20 次 / 分，或 PaCO$_2$ 32mmHg 白细胞计数＞12 000 或＜4000/µl，或＞10% 亚成熟形态（带形）	4	严重

4. 糖尿病足感染的抗菌药物疗法

医师需要根据导致感染的病原菌、此类病原菌的药物敏感性及患者伤口感染的严重程度采取明确的抗菌药物疗法。若培养物结果显示病原菌对选定的抗菌药物有抗药性，则轻度感染应选用窄谱抗菌药物，进行微量调整。应及时选用广谱抗菌药物治疗中等度至严重感染。

本书推荐 2 种抗菌药物疗法，第 1 种抗菌药物疗法基于 2015 年 IWGDF《糖尿病足感染诊断和治疗指南》（表 6-3），第 2 种抗菌药物疗法基于 2012 年 IDSA《糖尿病足感染诊断和治疗临床实践指南》（表 6-4）。

表 6-3　IWGDF 2015 年临床实践指南建议

IDSA 感染严重程度	其他因素	常见的病原体	潜在的经验方案
轻度	没有并发特征	革兰氏阳性菌（GPC）	半合成青霉素酶耐药青霉素（S-SPen） 第 1 代头孢菌素（如头孢唑啉、头孢氨苄）
中度和严重	β - 内酰胺类抗菌药物过敏或不耐受	GPC	克林霉素 对有氧 GPC 具有良好活性的氟喹诺酮类（如左氧氟沙星、莫西沙星） 大环内酯多西环素
	近期抗菌药物暴露患者	GPC ＋ 革兰氏阴性菌（GNR）	阿莫西林 / 克拉维酸钾 氨苄西林 / 舒巴坦 甲氧苄啶 / 磺胺甲恶唑 氟喹诺酮类（如左氧氟沙星、莫西沙星）
	耐甲氧西林金黄色葡萄球菌（MRSA）高风险	MRSA	利奈唑胺 甲氧苄啶 / 磺胺甲多西环素 大环内酯类药物 氟喹诺酮
	没有并发症	GPC ± GNR	阿莫西林 / 克拉维酸钾 氨苄青霉素 / 舒巴坦 第 2 代或第 3 代头孢（如头孢呋辛、头孢曲西辛、头孢曲松）

续 表

IDSA 感染严重程度	其他因素	常见的病原体	潜在的经验方案
	近期使用抗 菌药物	GPC±GNR	替卡西林 / 克拉维酸 哌拉西林 / 他唑巴坦 第 3 代头孢（如头孢曲西辛、头孢曲松） 厄他培南
	浸泡溃疡，温暖气候	GNR 包括假单胞菌	替卡西林 / 克拉维酸钾 哌拉西林 / 他唑巴坦 S-S Pen ＋头孢他啶 S-S Pen ＋环丙沙星 亚胺培南、美罗培南、多替宁
中度和严重	缺血性肢体 / 坏死 / 气体形成	GPC±GNR± 厌氧菌	阿莫西林 / 克拉维酸钾 氨苄西林 / 舒巴坦 替卡西林 / 克拉维酸钾 哌拉西林 / 他唑巴坦 厄他培南，亚胺培南，美罗培南，多芬培南 第 2 代或第 3 代头孢菌素 + 克林霉素或甲硝唑
	MRSA 危险因素	MRSA	考虑增加或替换为： 糖肽（如万古霉素） 达比霉素 利奈唑胺 多西环素氟喹诺酮类 夫西地酸 甲氧苄啶 / 磺胺甲恶唑 ± 利福平
	抗 GNR 的危险因素	超广谱 β - 内酰胺酶 （ESBL）	碳青霉烯类 氟喹诺酮 氨基糖苷（如庆大霉素，链霉素） 粘菌素

表 6-4　IWGDF 2012 年临床实践指南建议

IDSA 感染严重程度	微生物	推荐的抗生素	特别注意事项
轻度感染（通常口服抗菌药物治疗）	金黄色葡萄球菌链球菌属	双氯青霉素	剂量为 4 次 / 日，窄谱，实惠
		克林霉素	通常针对社区感染的 MRSA，但是在治疗 MRSA 前要检查大环内酯类药物的过敏性并考虑进行 D 试验。抑制某些细菌毒素的蛋白质合成
		头孢氨苄	剂量为 4 次 / 日，实惠
		左氧氟沙星	剂量为 1 次 / 日，抗金黄色葡萄球菌次选
		阿莫西林克拉维酸钾	相对广谱，包括厌氧覆盖
	MRSA	多西环素	抗多种 MRSA 和革兰氏阴性菌；抗链球菌属的不确定性
		甲氧苄啶 / 磺胺甲恶唑	
中度—严重（中度感染采用口服药物治疗或最初使用注射药物治疗；重度感染采用注射药物治疗）	甲氧西林敏感性金黄色葡萄球菌（MSSA）链球菌属；肠杆菌科；专性厌氧菌	左氧氟沙星	每日 1 次的剂量；抗金黄色葡萄球菌次选
		头孢西丁	第 2 代头孢菌素厌氧覆盖
		头孢曲松钠	剂量为 1 次 / 日，第 3 代头孢菌素
		氨苄西林 - 舒巴坦	可治疗少量铜绿假单胞菌
		莫西沙星	剂量为 1 次 / 日，相对广谱，包括大部分专性厌氧生物
		厄他培南	剂量为 1 次 / 日，相对广谱，包括厌氧菌，但不抗铜绿假单胞菌
		替加环素	抗 MRSA 活性；范围可能过于广泛；恶心和呕吐率高，警惕增加死亡率；在 1 项随机临床试验中发现与厄他培南 + 万古霉素的治疗效果不等
		左氧氟沙星 / 环丙沙星联合克林霉素	克林霉素治疗重度金黄色葡萄球菌感染的证据有限；2 种药物均有口服和静脉注射制剂
		亚胺培南 - 西司他丁	广谱活性非常高（但是不抗 MRSA），仅在需要时使用在疑似产生 ESBL 病原体时考虑使用
	MRSA	利奈唑胺	昂贵；使用超过 2 周会增加毒性风险
		达托霉素	剂量为 1 次 / 日要求对肌酐磷酸激酶（CPK）进行动态监测
		万古霉素	对 MRSA 的最小抑菌浓度（MICs）已经逐渐增加

续 表

IDSA 感染严重程度	微生物	推荐的抗生素	特别注意事项
		哌拉西林 - 他唑巴坦	剂量为 3 次 / 日或 4 次 / 日。为广谱抗菌药物
中度—严重 （中度感染采用口服药物治疗或最初使用注射药物治疗；重度感染采用注射药物治疗）	铜绿假单胞菌 MRSA； 肠杆菌； 假单胞菌； 专性厌氧菌	万古霉素 头孢他啶 头孢吡肟 哌拉西林 - 他唑巴坦 氨曲南或碳青霉素	广谱活性非常高，通常仅用于重度感染的经验性治疗。如果选择头孢他啶、头孢吡肟或氨曲南，则考虑添加专性厌氧菌覆盖

注：IDSA 指南建议的抗菌药物药剂来源于已发布的临床试验及 IDSA 的共同经验。IDSA 建议的并不意味着包括所有潜在的合理方案。

2012 年 IDSA 指南建议，抗菌药物治疗的持续时间应取决于感染的严重程度、是否患有骨髓炎及对治疗的临床反应。轻度至中度皮肤和软组织感染（无骨髓炎）患者应保持 1 ～ 2 周的抗菌药物治疗。比较严重的皮肤和软组织感染需要大约 3 周的抗菌药物治疗。

然而，固定持续时间的抗菌药物处方可能会导致不必要的延长治疗过程，增加抗菌药物耐药性和药物不良反应的风险。因此，建议在治疗了糖尿病足感染的临床症状后，停止使用抗菌药物治疗。

免疫功能不全的患者或者如果伤口灌注不良、比较深、比较大、坏死或患有骨髓炎，则可能需要更长时间的抗菌药物治疗过程。不能进行或拒绝接受手术切除的患者可能需要长期或间断性的抗菌药物治疗。

5. 最新进展

近年来，MRSA 和耐万古霉素肠球菌（VRE）的发病率日益增加，得到了更多关注。患有糖尿病的患者中，出现万古霉素中度敏感的金黄色葡萄球菌（VISA）和耐万古霉素的金黄色葡萄球菌（VRSA）也一直令人担忧。多药耐药鲍曼不动杆菌也被认为是最难治愈的革兰阴性菌之一。已有记录说明鲍曼不动杆菌菌株中的抗菌素耐药性增加。这大大限制了用于治疗这些感染的治疗方案。如果鲍曼不动杆菌菌株对这类抗菌药物敏感，那么碳青霉烯类药物是首选药物。替加环素、β - 内酰胺酶抑制剂（如舒巴坦）及氨基糖苷类（如阿米卡星和妥布霉素）也对鲍曼不动杆菌具有抗菌活性。在大多数耐药鲍曼不动杆菌感染中，可能使用多粘菌素 E（粘菌素）。

IDSA 等国际监管机构推荐几种新的抗菌药物治疗糖尿病足感染。这些抗菌药物包括利奈唑胺、达托霉素、替加环素和厄他培南。

利奈唑胺属于恶唑烷酮类的抗菌药物，其通过抑制蛋白质合成破坏细菌生长，具有良好的抗

MRSA 和 VRE 活性。利奈唑胺也可 100％ 吸收，一旦患者临床情况稳定，就可由静脉注射转为口服治疗。利奈唑胺也用于配合口服抗菌药物治疗严重的 MRSA 感染，可使糖尿病足感染患者早期出院。

达托霉素是一种环状酯肽类抗菌药物，每日 1 次给药，可有效对抗 MRSA、VRE 和青霉素耐药链球菌。其也有非常快速的体外杀菌活性，因此进行 MRSA 或 VRE 感染的肠胃外抗菌药物治疗时，可考虑此药。

替加环素是一种甘氨酰环素类抗菌药物，对革兰氏阳性和革兰氏阴性菌及一些厌氧菌具有广谱活性。对许多耐药微生物如 MRSA、VRE 和耐青霉素肺炎链球菌有效。替加环素已经被确认为治疗糖尿病足感染的潜在药物。然而，研究未能证明替加环素在治疗糖尿病足感染上有效。与使用厄他培南和万古霉素治疗糖尿病足溃疡和骨髓炎相比，使用替加环素的治愈率较低。同样地，使用替加环素治疗糖尿病足感染还没有被批准。但是，自从证明替加环素可有效治疗腹腔感染脓毒症和其他复杂的皮肤及软组织感染后，已用于糖尿病足感染的适应证外治疗。

6. 总结

糖尿病足感染不仅在亚洲，在全球范围内也是越来越普遍的问题。必须采用多方论证方法治疗糖尿病足感染，以获得更理想的效果。正确使用适当的抗菌药物对于治疗糖尿病足感染至关重要，可能会延迟手术治疗，如截肢。

参考文献

1.Nather A，Bee CS，Huak CY，et al. Epidemiology of diabetic foot problems and predictive factors for limb loss.J Diabetes Complications，2008，22（2）：77-82.

2.Lipsky BA，Berendt AR，Cornia PB，et al. 2012 Infectious Diseases Society of America Clinical Practice Guidelines for the Diagnosis and Treatment of Diabetic Foot Infections. CID，2012，2012：54.

3.Bakker K，Apelqvist J，Lipsky BA，et al.IWGDF Prevention and Management of Foot Problems in Diabetes Guidance Documents and Recommendations. 2015.

4.International Working Group on the Diabetic Foot.Brussels：International Diabetes Foundation，2003.

5.Aziz Z，Lin WK，Nather A，et al. Predictive factors for lower extremity amputations in diabetic foot infections.Diabet. Foot Ankle，2011，2：7463.

6.Goldstein EJ，Citron DM，Nesbit CA. Diabetic foot infections：bacteriology and activity of 10 oral antimicrobial agents against bacteria isolated from consecutive cases. Diabetes Care，1996，19（6）：638-641.

7.Urbancic-Rovan V，Gubina M. Bacteria in superficial diabetic foot ulcers.DiabetMed，2000，17（11）：814-815.

8.National University Hospital Antibiotics Guidelines，2007.

9.Hartemann-Heurtier A，Robert J，Jacqueminet S，et al. Diabetic Foot Ulcer and Multi-drug Resistant Organisms：risk factors and impact.Diabet Med，2004，21（7）：710-715.

10.Centers for Disease Control and Prevention（CDC）.Vancomycin-resistant Staphylococcus aureus—Pennsylvania，2002. MMWRMorb Mortal Wkly Rep，2002，51（40）：902.

11.Maragakis LL，Perl TM.Acinetobacter baumannii：epidemiology，antimicrobial resistance，and treatment options. Clin InfectDis，2008，46（8）：1254-63.

12.Stevens DL，Herr D，Lampiris H，et al. Linezolid versus vancomycin for the treatment of methicillin-resistant staphylo-coccus aureus（MRSA）infections. Clin Infect Dis，2002，34（11）：1481-1490.

13.Turner JM，HakeemLM，Lockman KA，et al. Diabetic MRSA foot infection：role of linezolid therapy. Brit J Diabetes Vas Dis，2004，4（1）：44-46.

14.Cha R，Brown WJ，Rybak MJ. Bactericidal activities of daptomycin，quinupristin—dalfopristin，and linezolid against vancomycin-resistantStaphylococcus aureus in an in vitro pharmacodynamic model with simulated endocardial vegetations. Antimicrob Agents Chemother，2003，47（12）：3960-3963.

15.Fluit AC，Schmitz FJ，Verhoef J，et al. In vitro activity of daptomycin against Gram-positive European clinical isolates with defined resistance determinants.Antimicrob Agents Chemother，2004，48（3）：1007-1011.

16.Streit JM，Jones RN，Sader HS. Daptomycin activity and spectrum：a worldwide sample of 6737 clinical Gram-positive organisms. J Antimicrob Chemother，2004，53（4）：669-674.

17.Lipsky BA，Stoutenburgh U. Daptomycin for treating infected diabetic foot ulcers：evidence from a randomized，controlled trial comparing daptomycin with vancomycin or semi-synthetic penicillins for complicated skin and skin- structure infections. Antimicrob Chemother，2005，55（2）：240-245.

18.Lauf L，Ozsvár Z，Mitha I，et al. Phase 3 study comparing tigecycline and ertapenem in patients with diabetic foot infections with and without osteomyelitis.Diagn Microbiol Infect Dis，2014，78（4）：469:480.

19.MartinA，Mckay G，Fisher M. Tigecycline.Prac Diab，2014，31（2）：84-85.

（Amaris Lim Sbu Min，Aziz Nather）

第七章

外科手术清创

1. 介绍

清创术在糖尿病足部伤口的治疗中起着非常重要的作用。表 7-1 显示了清创术的类型。

表 7-1　清创术分类

清创术类型	说明
自溶清创术	利用人体自身的酶和水分与水状胶质、水凝胶和透明薄膜
酶促清创术	使用化学酶：胶原酶、木瓜蛋白酶 - 尿素
机械清创术	水疗、超声清创术
外科手术清创	使用尖锐的外科手术清创 / 超声水刀清创：在手术室清创
生物清创	蛆虫清创治疗

2. 清创术的定义

① 从伤口处切除坏死、失活或感染的组织，留下健康有血管的组织，以促进愈合

② "切除失活的组织，直到周围暴露出健康的组织……"（引自《Dorland 医学名词解析》）（图 7-1，图 7-2）

③ 达到最佳治愈糖尿病足溃疡效果的必要选择

清创术是治疗糖尿病足溃疡最常用的手术方式，通常由住院医师完成。但这是一项具有挑战性的手术，很难评估手术进行的是否充分，所以如果这个手术由有经验的糖尿病足外科医师进行效

果会更好。"若清创术完成的充分，可去除所有失活或感染的组织"（引自：《ASEAN PLUS 指南 2014》建议 22：治疗糖尿病足伤口）。

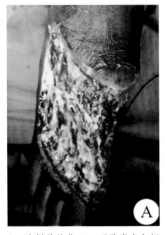

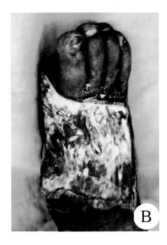

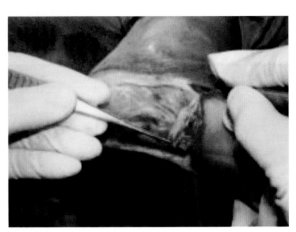

A：清创前的伤口，可见腐肉和坏死组织

B：清创后的伤口，可见健康组织

图 7-1　清创术创口

图 7-2　足底伤口的尖锐清创术

3. 为什么要进行清创?

创底的失活（坏死）组织：滋生细菌，增加了感染机会；遮住了潜在感染部位；是治愈的物理障碍；妨碍或延缓伤口正常愈合过程；在创底形成菌膜（保护细菌）。

4. 适应证

① 感染伤口；② 坏死伤口；③ 腐肉伤口。

5. 优势

① 准确评估伤口；

② 排出脓液；

③ 去除死亡组织；

④ 提供伤口深层组织，用于细菌培养和敏感测定；

⑤ 通过将"慢性伤口"转化为"急性伤口"来促进伤口愈合。

6. 伤口评估

评估糖尿病足三病因的所有 3 个组成部分（图 7-3）。

7. 糖尿病足的病因

必须认真细致地进行评估。

（1）血管病变。评估伤口的血管，以确定其是否能够愈合。

图 7-3 糖尿病足三病因

（2）神经病变。对感觉神经病变的评估执行：

①Semmes Weinstein 十点单丝测试（SWMT）；

②Neurothesiometer 测量。

（3）免疫性疾病。

1）评估感染标准：①白血球计数（WBC）；② C- 反应蛋白（CRP）；③红细胞沉降率（ESR）。

2）相关的射线检查：如足部 / 踝 X 线检查。

为了让伤口达到最佳愈合，可食用含锌、维生素 C 和高蛋白的食物。

8. 愈合评估

完成愈合的指标：糖化血红蛋白；血红蛋白（Hb）；总蛋白；肌酸酐（Cr）。

9. 同意进行清创术

· 告知患者，反复进行清创有风险

· 解释植皮手术的需要（大型伤口）

· 与患者讨论，如果清创失败有截肢的风险（对于重度感染）

对于（趾）列切除术，必须警告：如果感染有扩散，仍有截肢风险。邻近足趾也有截肢风险。

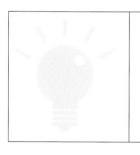

	警告！
	下列情况不能进行清创：
	· 双足脉动都是不明显的
	· ABI ≤ 0.7

10. 使用与不使用止血带

在清创术中使用止血带（图7-4）仍存在争议。对于使用止血带的安全持续时间和压力没有达成一致意见。

笔者在施行清创术时倾向不使用止血带。所有坏死组织可以逐层清除，直到看见健康的出血组织（皮肤，皮下脂肪，肌肉）。

其他的外科医师喜欢在施行清创术前使用止血带。这样没有大量血液，可以更好的查看组织。但是，在完成清创术之前，释放止血带很重要，有利于更好地评估剩余的所有组织的活力。

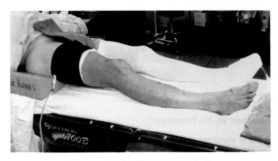

图7-4　清创前使用的止血带

11. 刀切与热凝

可以使用刀切和透热疗法。

当使用手术刀会导致严重出血时，则使用透热疗法进行清创。使用透热疗法的优点：

① 最大限度地减少出血；

② 可更好地查看剩余组织；

③ 尤其适用于患有坏死性筋膜炎的大型伤口。

12. 手术方法

"无菌"外科清创分为2步。

第1步：①切除所有感染和失活组织，直到观察到粉红和健康的组织（图7-5）；②健康的组织会出血；③使用1～2L生理盐水通过射灌洗器冲洗（Pulsavac）（图7-6）。

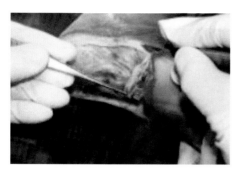

图 7-5　切除感染和失活的组织

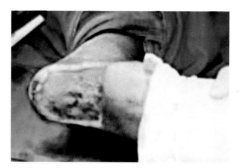

图 7-6　使用生理盐水冲洗过的伤口

第 2 步：①使用新的手术刀片和镊子施行最终的清创（图 7-7），去除剩下的感染或失活组织。"切除"组织的方式与切除软组织恶性肿瘤的方式相同。②必须彻底切除所有感染和坏死的组织。③从皮肤和皮下组织开始，逐层清创伤口。④不应留下暴露的肌腱。⑤不能留下暴露的筋膜。⑥不留感染组织。⑦如同切除恶性肿瘤一样切除感染组织（图 7-8）。

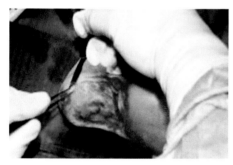

图 7-7 最终清创

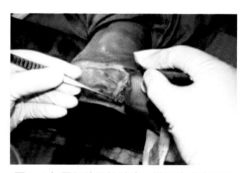

图 7-8 如同切除恶性肿瘤一样切除感染组织

清创后（图 7-9）：①使用透热疗法小心地止血；②使用过氧化氢冲洗（热凝血作用）；③使用生理盐水冲洗（图 7-10）。

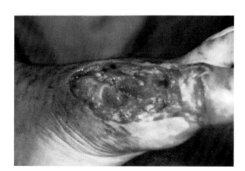

图 7-9　术后冲洗前

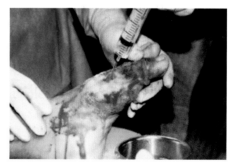

图 7-10　术后冲洗后

13. 清创术后敷料

可用的敷料有：①油纱；②钙藻敷料（海藻片/Algisite）（图7-11）；③纱布、脱脂棉和琼斯绷带。

（1）海藻片：吸收性海藻酸钙敷料；源自天然褐藻；具有止血特性→控制轻微出血；吸收高达自身重量的17倍；形成潮湿的伤口环境。

（2）ALGISITE：高吸水性；吸收渗出液为自身重量的13倍；形成软凝胶，当与伤口渗出液接触时，会吸收；形成最佳的潮湿伤口环境；防止焦痂形成；减少伤口瘢痕；允许气体交换。

14. 伤口负压治疗技术（NPWT）

应用NPWT（图7-12）：伤口未严重缺血；从低压开始至80mmHg；检测滤毒罐中的排液情况；如果超过100ml，则贴紧。

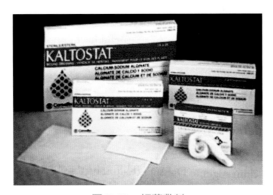

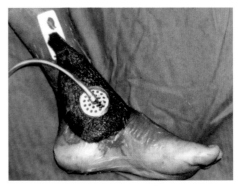

图 7-11　钙藻敷料　　　　　　　　　　　　图 7-12　伤口清创后应用 NPWT

15. 清创问题

（1）留下的暴露筋腱（图7-13）：如果腱旁组织已经切除，筋腱无活性；筋腱将会成为腐肉；没有腱旁组织的筋腱必须切除。

（2）留下的暴露筋膜：没有血液供应；筋膜将会成为腐肉；筋膜必须切除。

（3）必须清除筋膜，直到留下健康的出血肌肉。

（4）相邻的MTPJ关节囊不可暴露：关节囊不允许有肉芽出现；暴露的骨头会导致骨髓炎。

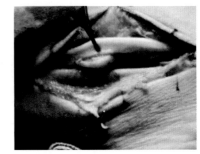

图 7-13　暴露的筋腱

16. 清创术提示

不能留下：①暴露的筋膜和暴露的筋腱（筋膜或筋腱以后会成为腐肉）；②暴露的骨头（使用负压敷料或使用皮瓣覆盖处理）。

17. 超声水刀清创

17.1　基础科学知识。无菌盐水的高压水射流沿伤口表面平行行进，产生文丘里效应（图7-14），可以同时切除、保留和去除失活组织，并用单台设备抽吸伤口。

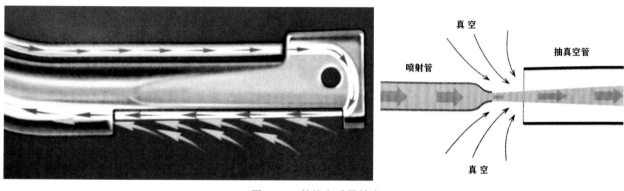

图 7-14　整体文丘里效应

17.2　超声水刀清创的优点。①使外科医师能够切割到溃疡的精确深度。②精确的去除坏死组织，而不会间接损害健康的周边组织。③造平滑的伤口床，同时最大限度地保存组织。④使最终的伤口床准备达到理想状态。⑤减少清创的时间。

18. 讨论

文献中关于在糖尿病足伤口上使用超声水刀清创的已经很少，缺少用于超声水刀清创与标准手术刀清创相比的数据。一项研究中，在所有病例中使用超声水刀清创治疗糖尿病足伤口，平均需要9.5分钟进行清创，伤口愈合很好。超声水刀清创后，细菌也会减少，有利于二期愈合或植皮成功。超声水刀清创是伤口床准备的一种良好方式，因为可快速并更精确地切除2～3层细胞，而手术刀清创很容易深入，但是设备昂贵，因此最好是留到植皮手术前的最终清创或伤口床准备时应用。

参考文献

1. StrohalR，Apelqvist J，Dissemond J，et al. EWMA document：debridement. JWound Care，2013，22（Suppl.l）：S1-S52.

2. FalangaV. Wound healing and its impairment in the diabetic foot，Lancet，2005，366（9498）：1736-1743.

3. NatherA，Somasundaram N，Wijeyaratne M，et al. ASEAN PLUS Guidleines：Management of Diabetic Foot Wounds. 2014.

4. O'Brien M. Exploring methods of wound debridement. Br J Comm Nurs，2002，10（12）：10-18.

5. Brown A. The role of debridement in the healing process. Nursing Times，2013，109（40）：16-19.

6. Weir D，Scarborough P，Niezgoda JA. Wound debridement//Krasner DL，Rodeheaver GT，Sibbald RG（eds.）. Chronic Wound Care：A Clinical Source Book for Healthcare Professionals.Malvern：HMP Communications，2007，4：343-355.

7. Schultz GS，Sibbald RG，Falanga V，et al. Wound bed preparation：a systematic approach to wound management. Wound Repair Regen，2003，11（2）：S1—S27.

8. NatherA.，Lim ASH. The Diabetic FootPathogenesis. World Scientific，2013：83-88.

9. Schaper NC，Andros G，Apelqvist J，et al. Specific guidelines for the diagnosis and treatment of peripheral arterial disease in a patient with diabetes and ulceration of the foot 2011.Diabetes Metab Res Rev，2012，28（Suppl 1）：236-237.

10. Sharma JP，Salhotra R. Tourniquets in orthopedic surgery. Indian J Orthop，2012，46（4）：377-383.

11. Hong CC，Nather A，Lee JK，et al.Hydrosurgery is effective for debride-ment of diabetic foot wounds. AnnAcadMedSingapore，2014，43（8）：395-399.

12. FraccalvieriM，Serra R，Ruka E，et al. Surgical debridement with VERSAJET：an analysis of bacteria load of the wound bed pre- and post-treatment and skin graft taken. A preliminary pilot study. Int Wound J，2011，8（2）：155-161.

（Aziz Nathery，Amalina Anwar，Siti Masturah）

第八章

皮肤移植

1. 简介

皮肤移植的历史要追溯到公元第 5 世纪，当时一位印度的外科医师 Sushrutha 被誉为皮肤移植之父，因为他的外科手术技术沿用至今。移植的皮肤可以覆盖大伤口，否则会需要很长时间才能愈合，这样可以加速此类大伤口的愈合，最大限度地减小瘢痕。

在糖尿病足中，可以造成大伤口的情况有：①足背、足弓清创术后；②开放的（趾）列切除术后；③大腿或腿部坏死性筋膜炎清创术后。可施行 2 种类型的皮肤移植（图 8-1，表 8-1）：①中厚皮片移植（split - thickness skin graft，STSG）；②完全厚皮片移植（full - thickness skin draft，FTSG）。

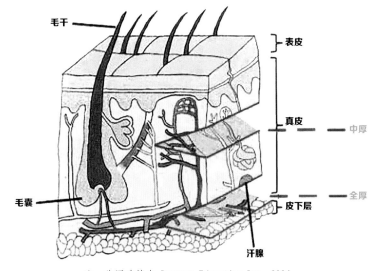

注：此图改编自 Pearson Education Inc，2004。

图 8-1 用于中厚和全厚皮肤移植的真皮数量差异

表 8-1　2 种类型的皮肤移植

皮肤移植	中厚	全厚
定义	表皮 + 部分真皮	表皮 + 全厚真皮
移植物存活	机率高	机率低
外观	差颜色和质地匹配差不能防止收缩	外观较好较厚，防止收缩 / 变形
适应证	糖尿病足手术	审美需要的 – 面部缺陷
供皮区	大腿	供皮区与皮肤周边伤口类似的颜色 / 质地
劣势	较差的外观 扭曲 / 收缩机率较高 无毛发生长，无皮脂腺和排汗机能	移植失败的风险较高 供皮区需要长时间愈合 变形和形成增生性瘢痕的风险较高

2. 中厚皮片移植

感染的糖尿病伤口进行清创术治疗后，使用含银敷料，也可口服或静脉注射抗菌药物进行治疗。

对于大的溃疡，采用 NPWT 作用有限，因其不能简单彻底地治愈。NPWT 用于伤口床准备，一旦伤口被健康的肉芽组织完全覆盖，则伤口床准备就完成了，直到伤口完全收缩，才需要使用真空敷料。这将会需要很长时间，并且长时间住院和付费治疗。通常，一旦伤口的组织培养对微生物是阴性的，就可以施行皮肤移植了。

皮肤移植通常由手外科医师和整形外科医师进行。但笔者（资深矫形外科医师）是独立施行这个手术的。

3. 皮肤移植的基础科研

3.1　移植和愈合过程。皮肤移植愈合过程包括：①血浆吸附，②吻合与血管再生。

第 1 个过程是血浆（浆液）吸附。施行皮肤移植后，形成纤维蛋白网，为移植物粘附提供支架。移植物通过扩散被血浆流胀满，被纤维母细胞、白细胞和吞噬细胞浸透。同时，含有多形核白细胞和红细胞的浆液积聚在皮肤移植物和伤口床之间。皮肤移植切断的血管通过毛细血管作用扩张并吸收这些浆液，为移植的组织提供营养物质。通过血浆吸附能够到达移植物的营养物质含量与移植物的厚度成反比。因此，皮肤移植物越薄，效果相对越好。

然后进行吻合，通常是在移植手术后 24 ～ 72 个小时。皮肤移植切断的血管与伤口床内切断端的血管吻合。纤维蛋白网充当一个支持框架，伤口床内的血管内皮细胞芽生长以适应皮肤移植的血管。

3.2　供皮区伤口的愈合。通过上皮再生达到愈合。在供皮区，上皮细胞从皮肤网状真皮的毛囊、皮脂腺和汗腺残留物中迁移出来，蔓延到伤口床，直到皮肤完整性恢复为止。

3.3　受皮区的毛发生长和出汗。皮肤移植越厚，提供的正常皮肤特征就越多。毛发很少会从STSG生长，因为毛囊并没有与移植物一起移植。FTSG更可能出现毛发生长，因为移植了完整的毛囊。对于后者，在手术时和后期优化效果时，需要仔细选择供皮区的毛发生长类型。

移植后汗腺和皮脂腺退化。因为在STSG中，只有一部分腺体移植了，剩余的部分可能不会再生。对于FTSG，腺体更可能再生，因其是作为一个完整的机能单元被移植的。汗腺再生取决于皮肤移植物与移植床中交感神经纤维的再生。STSG再生更快，但是FTSG更完整。皮肤移植物只现受皮区的出汗特征，而不是供皮区。

再生前，皮肤移植缺少正常的皮质润滑，更易受损。在薄的STSG中，常常持续有干燥、鳞状移植物瘙痒，需要使用羊毛脂进行外部润滑，以防止过度干燥。随着皮脂腺再生，FTSG逐渐变得柔软柔韧。这些腺体也可以在皮肤移植物的深层再生，并以粟丘疹形式存在。

3.4　禁忌证。以下位置不能进行皮片移植：①裸骨上；②关节囊上；裸露的肌腱。可以进行NPWT促进肉芽组织在这些表面上的生长，尽管这可能需要很长时间。

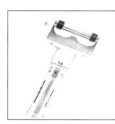

皮肤移植

从供皮区获取表皮和部分真皮随后将获取的移植物移植到受皮区。

在供皮区留下足够的网状（深层）真皮，可使供皮区重新形成上皮。

3.5　所需的仪器（图8-2）。①气动植皮机。②1、2、3和4英寸模板。③油纱作为皮肤移植载体。④2块金属板。⑤皮肤皮片成网器。⑥记号笔。⑦射灌洗器。

4. 手术程序

4.1　患者的位置。将患者置于仰卧位置，并将沙袋放在皮片移植同侧的半边臀部下面。使用溴化十六烷基三甲铵和生理盐水清洗大腿（供皮区）的皮肤。使用电动剃须刀剃掉大腿（供

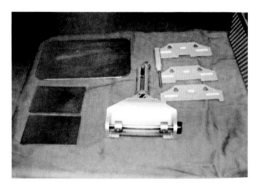

图8-2　皮肤移植的专用仪器

皮区）上的毛发（图8-3）。手术清洗前，在皮肤上覆盖一层溴化十六烷基三甲铵。使用支架悬挂整

个下肢（图8-4），便于使用溴化十六烷基三甲铵和双氯苯双胍己烷进行清洁。供体皮肤通常取自同一条腿的大腿。

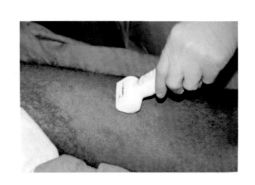

图8-3 剃掉供皮区的毛发

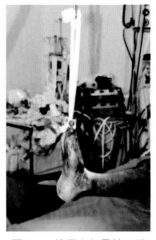

图8-4 使用支架悬挂下肢

4.2 受皮区。①仔细测量受皮区，以确定需要进行皮肤移植的大小（图8-5），应考虑外科清创术后伤口增加的大小。②使用湿纱布（生理盐水中的）覆盖到受皮区，以保持伤口湿润。

4.3 供皮区。①在大腿上标记所需供皮区的大小和形状（图8-6）。②大腿供皮区由助手拉紧，以便大腿皮肤更容易呈现在植皮刀下。③根据外科医师对需要获取的皮肤深度评估，选择模板大小（图8-7）。④将植皮刀片插入机器（图8-8）。⑤将所选的模板放在刀片上，使用2个螺丝固定到正确位置。收紧非惯用手的手指松紧度。收紧前，在刀片和模板上用一些石蜡。⑥选择需要切割的皮肤厚度（图8-9），

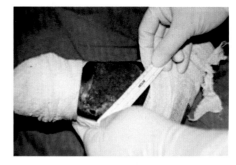

图8-5 测量受皮区的大小

通常是12～14点（1英寸的12‰～14‰）（图8-10）。⑦使用解剖器将一层石蜡油均匀的涂在供皮区（图8-11）。不使用纱布，因为这样通常会吸收大部分的石蜡油。⑧将一块金属板放于最贴近大腿处，另一块金属板在远端拉紧大腿皮肤（图8-12）。⑨以45°角轻轻地使用植皮刀，直到与皮肤接触。以稳定、均匀的压力向下平行移动植皮刀到供皮区这时皮肤处于拉力下，直到获取了适当数量的供皮为止（图8-13）。⑩植皮刀慢慢的成角度向上，以便从供皮区释放皮肤（图8-14）。然后使用组织剪刀切割获取皮肤的下端。⑪通过供皮区的点状出血显示所取皮肤的正确厚度（图8-15）。⑫在大腿暴露的伤口上使用藻酸钙敷料（止血敷材），然后使用泡沫敷料（图8-16）。⑬敷上纱布。

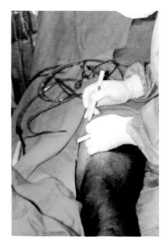

图 8-6　标记供皮区

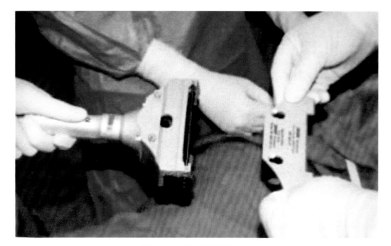

图 8-7　选择模板大小

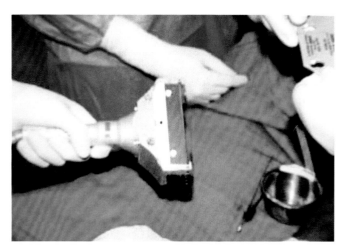

图 8-8　刀片插入植皮刀中

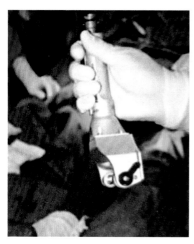

图 8-9　选择要切割的皮肤厚度

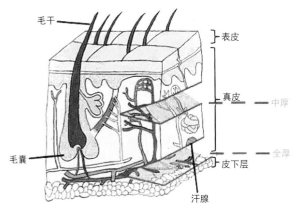

图 8-10　显示皮片切割厚度的皮肤横截面

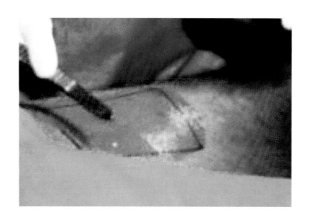

图 8-11　使用一层石蜡油

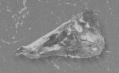

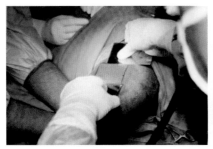

图 8-12 将大腿皮肤拉紧

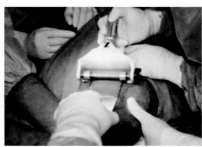

图 8-13 使用植皮刀

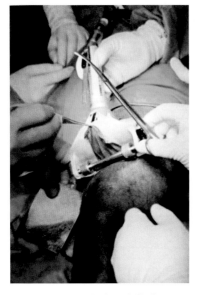

图 8-14 从供皮区释放皮肤

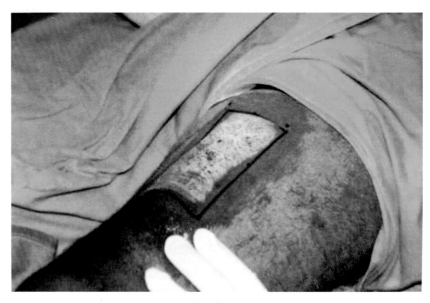

图 8-15 获取皮肤后的供皮区

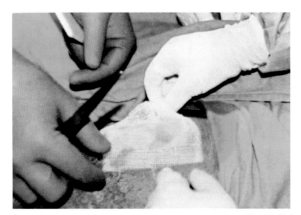

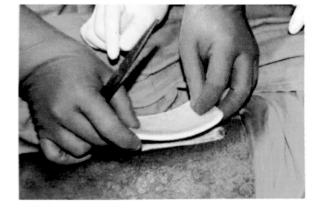

图 8-16 使用海藻片，然后使用 Allvyn 敷料

4.4 准备皮肤移植。①护士准备接收移植物：在较大的金属板上敷上油纱。②将获取的移植物放在油纱上，外表面朝下（图 8-17），移植物（真皮）的内表面朝上。③使用手术刀，在皮肤上留

下小刻痕（图 8-18）。这些线性孔眼可使积聚在受皮区伤口的所有血肿排出。④然后，使用组织剪刀沿着皮肤边界剪下没有覆盖到移植物的额外油纱（图 8-19）。

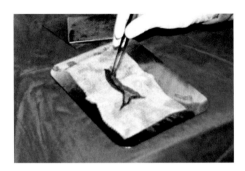

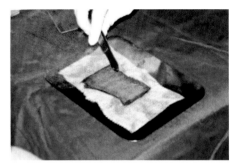

图 8-17　将获取的移植物放到油纱上

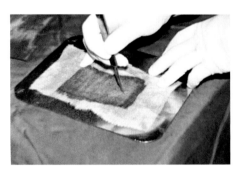

图 8-18　在所取的皮肤上留下小刻痕

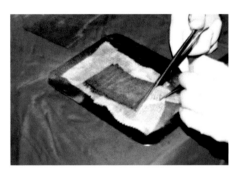

图 8-19　剪下额外的油纱

4.5　受皮区准备。①进行伤口的最终清创术。②切除伤口边缘，留下健康的皮肤边缘。③清理伤口，直到出现健康的肉芽组织－轻微出血。④安全止血。然后使用生理盐水冲洗伤口。⑤也可使用过氧化氢（图 8-20），这会引起放热反应，有助于通过凝结细毛细血管来促进微止血。⑥使用生理盐水进行最终冲洗（图 8-21）。⑦在受皮区敷上抗菌药物粉末（如万古霉素粉末）（图 8-22）。

4.6　皮肤移植的应用。在受体床上敷上准备好的供皮（图 8-23）。

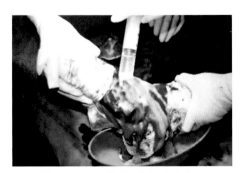

图 8-20　使用过氧化氢冲洗伤口

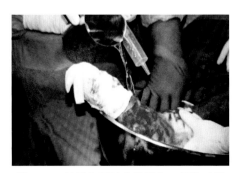

图 8-21　使用生理盐水进行伤口最终冲洗

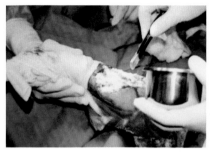
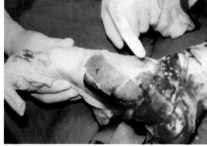
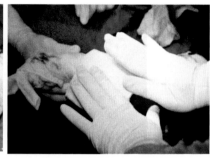

图 8-22　在受皮区敷上抗菌药物粉末　　　　　　图 8-23　在受体床上敷上准备好的供皮

4.7　黄素敷料的应用。①在移植物上敷上纱布，通过纱布轻轻地按压移植物，以适合不均匀的伤口轮廓。②然后使用 3-0 缝合丝线将皮肤移植物缝合到受皮区（图 8-24A）。③缝合了皮肤移植物（缝线的一端留长，暂时搁置）后，在移植物上敷上黄素毛织物（图 8-24B）将缝线的长端同另一端在移植物上打结。黄素伤口打结方法可确保移植物更好的粘附。

4.8　VAC 敷料应用于 STSG。某些情况下，如果皮肤移植物较大或敷在不规则表面或轮廓上，则使用 VAC 敷料可确保更好的取出移植物（图 8-25）。当使用负压时，泡沫会被吸附，以适合伤口轮廓。这样可确保皮肤紧密的置于伤口床上。

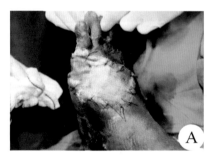
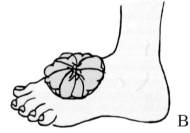
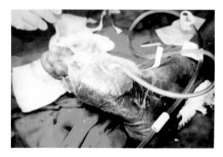

图 8-24　使用 3-0 缝合丝线缝合皮肤移植物　　　　　图 8-25　敷上 VAC 敷料

5. 术后护理

① 应用足矫形器；

② 必须严格遵守不负重；

③ 在术后第五天检查伤口；

④ 使用油纱敷料。

皮肤移植物是否成功粘附在伤口床上可通过颜色和固定判断。由于成功的吻合和血管再生，移植的皮片应是粉色 / 红色的。

6. 并发症

（1）移植物收缩。主要收缩是指获取皮肤移植物时发生的皮肤弹性回位，而愈合移植物和伤口的收缩被称为次要收缩。可使用夹板防止收缩，夹板需要持续使用 4～6 个月。

（2）移植失败。皮肤移植失败的原因有：①受体床不充分（血管分布差）；②血肿、血清肿；③移植物固定和切割不充分；④感染（尤其是链球菌）；⑤技术误差。

（3）色素沉着过度。

（4）移植物的瘙痒和干燥。

7. 皮肤移植物网状化

网状皮肤移植物由 Tanner 于 1964 年首次描述，是扩张皮肤移植物的一种方法。大多数情况下，糖尿病足患者通常不需要网状皮肤移植物，因为其伤口较小，不必要进行皮肤移植物的扩张。网状确实给人一种不太美观的外观。在大腿或腿部坏死性筋膜炎的情况下需要网格化，因为清创术后，伤口区域通常很大。皮肤移植物可能需要通过网状化来扩张。网状皮肤移植物通常用于大伤口，或用于预期会出血或产生大量浆液的伤口。

7.1　优势。①增加表面积——避免获取大面积的皮肤而给患者造成大面积的供皮区创伤，用于固定受者创口。②多重开窗术——可通过移植物排出液体，进入敷料，有助于移植物的粘附和血管再生以及防止发展成血肿或血清肿。

7.2　劣势。在受皮区留下网状、卵形外观，令人感到不美观。

7.3　手术程序。使用适当尺寸的载体将获取的皮肤网状化，以便给予必要扩张。通常 1.5：1 的载体对于糖尿病足的皮片移植足够了（图 8-26）。

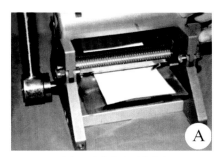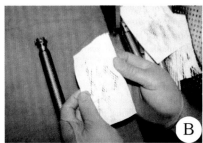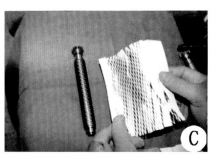

A：适当配置载体的网状化机器	B：1.5：1 网状化载体	C：3：1 网状化载体

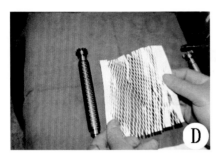

D：6：1 网状化载体

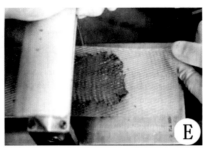

E：将皮肤放在塑料片上，皮肤表面朝上，
通常有所选载体就位的网状化机器

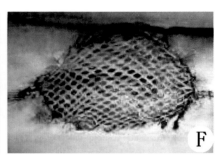

F：放置在受皮区的网状皮肤移植物

图 8-26　网状化载体

参考文献

1. Skin grafts and Transplants. Brown University. Retrieved from：http：//biomed.brown.edu/Courses/BI108/ BI108_2007_ Groups/groupl 1/history.html.

2. SeyhanT，Spear M，ed.. Skin Grafts-Indications，Applications and Current Research. Split Thickness Grafts. Adana：Numune Educ & Train Hospital，2011.

3. What you need to know about skin grafts and donor site wounds. Wound Essentials，2007，2：149-155.

4. Wax MK，Meyers AD. Split-thickness skin grafts，Medscape. Retrieved from：http：//emedicine.medscape.com/article/8 76290-overview#aw2aab6b7（2015）.

5. GrabbWC，Smith JW. A concise guide to clinical practice. Plastic Surgery，1991，3.

6. Tanner.The mesh skin graft.Plastic ReconstrSurg，1964，34：287.

（Aziz Nather，Tan Ting Fang）

第九章

治疗糖尿病足伤口的负压伤口治疗

基础科研、临床应用和未来发展

1. 简介

负压伤口治疗（NPWT）是目前治疗伤口的关键技术。Charikar 于 1989 年首次将其描述为治疗皮下瘘管的试验技术。10 年后，Argenta 和 Morykwas 在临床工作中确定 NPWT 可以作为治疗伤口的一项有用的临床工具。

现在，NPWT 技术在治疗创伤、一般外科伤口和糖尿病足伤口方面已经成熟。NPWT 治疗糖尿病足伤口的支持性证据包括前瞻性和多中心随机对照试验，但是其作用机制仍不清楚。

本章节将从 NPWT 治疗糖尿病足伤口的基础科研、临床应用和未来发展 3 方面进行介绍。

2. 基础科研

NPWT 基础科研大部分是建立在 Morykwas 动物模型基础上，NPWT 被认为通过以下机制促进"理想"的伤口愈合环境（图 9-1）。

2.1　改善局部血流。NPWT 被确认可以通过血管舒缩介质来改善皮肤血流。Morykwas 显示高达 125mmHg 的负压导致猪的伤口模型中的血流量增加。同样，Zoch 发现基于灌注测量的糖尿病足伤口的血流增加。尽管如此，理想的压力水平仍是有争议的，一些研究表明高压（> 200mmHg）会减少血流。但是，其他研究认为高水

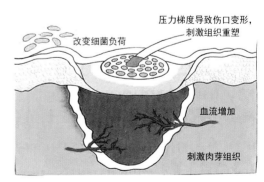

图 9-1　NPWT 原理示意

平的负压将会长期增加血流。

2.2　引起宏观变形。 NPWT 引起的直接宏观变形导致伤口收缩和尺寸减小，这是彻底清创术后减少糖尿病伤口大型缺陷的重要机制。

2.3　促使肉芽和血管生成。 肉芽是伤口愈合的重要临床标志。猪和兔子伤口模型的实验室试验表明，使用负压后肉芽组织增加。糖尿病伤口的临床试验也表明，与传统敷料相比，NPWT 在产生肉芽方面具有优势。NPWT 也会促进血管生成和血管增生，研究认为 NPWT 使伤口界面微观变形，从而激活了促进血管生成的生长因子。此外，NPWT 调动全身内皮祖细胞（EPCs，愈合和修复的标志物）。Seo 等指出，使用 NPWT 的患者全身的 EPC 数量明显增加，这反映了潜在的血管生成和修复。

2.4　减少水肿。 感染性伤口通常产生更高程度的渗出液。这会导致局部浸透和水肿。NPWT 清除了多余的伤口渗出液，因此减少水肿。通过增强局部血液和营养物质流动来改善伤口愈合，还防止了抗炎介质，如金属蛋白酶的积聚（金属蛋白酶会降低伤口修复所必需的粘附蛋白质活性）。

2.5　减少细菌定植。 有关猪伤口的研究表明，采用负压的伤口能更加快速的减少细菌定植。虽然细菌清除的方式不清楚，但 NPWT 被认为可提供一种安全屏障，防止伤口受环境污染。在糖尿病伤口中，有证据显示 NPWT 有助于细菌清除。然而，最近有学者建议对细菌负荷和 NPWT 的关系应进行更深入的研究，以得出确定的结论。

3. 临床应用

MDT 使用 NPWT 治疗糖尿病足伤口时，可获得良好的效果。适应证包括清创术后坏死性筋膜炎、足部脓肿、感染性足跟溃疡和骨暴露、关节囊和肌腱的清创后伤口。

有助于获得成功结果的因素包括：

（1）仔细选择病例。所有选择应用的伤口必须仔细评估。

①是否有局部缺血？选择的伤口必须至少有 1 条可感知的足动脉搏动和良好的浆液毛细血管回流（＜2 秒）。

②是否有感觉神经病变？足部必须通过 Semmes-Weinstein 单丝测试（SWMT）10 点单丝和 neurothesiometer 进行评估。患有感觉神经病变的患者进行清创术和截肢失败的风险较高。

③是否出现潜在的深度感染？必须评估伤口的深压痛。必须排除潜在的骨髓炎或脓毒性关节炎。同时也必须研究感染标志：白血球（WBC）、C- 反应蛋白（CRP）和红细胞沉降率（ESR）。在进行清创术治疗前，潜在骨髓炎或脓毒性关节炎必须通过手术切除。

（2）负压前的病灶清创术。NPWT仅在清除所有分散、坏死和感染的组织和腐肉，实施足够和适当的清创术时显效。

（3）良好血糖控制。若内分泌控制不佳，则伤口无法痊愈。

（4）治愈良好的指标。

①必须确保血红蛋白水平合格：10Gm/dL。如果血红蛋白水平太低，且不能为组织床的治疗提供充足的氧气，则伤口无法痊愈。

②白蛋白水平必须合格：>38Gm/L，从而为肉芽组织生长提供足够的蛋白质。

③必须监控肌酐水平，因为肾损害会令伤口痊愈延迟。

④HbA1C水平必须是理想的；若内分泌控制不佳，否则伤口无法痊愈。

（5）适当的抗菌药物。必须采用对培养的微生物敏感的抗菌药物，以帮助清除感染，并减少细菌接种量。

（6）定期监测伤口。每次更换敷料时，需要小心检查和处理伤口。在采用新的真空装置前，少量腐肉必须接受床边清创术，且必须刮切所有伤口以清除菌膜。如果有很多腐肉，则需进行全身麻醉药式外科清创术。

4. 应用设备

适用于伤口的NPWT设备必须是标准的（图9-2）。

一旦敷上敷料，应间歇向伤口施加标准的 - 125mmHg负压（5分钟"开启"，2分钟断开）。若患者感觉到疼痛或在消毒罐中出现了太多血（尽管进行了止血），使用约80mmHg的负压。

每次更换敷料时，应对伤口进行评估。这是为了确定伤口是否健康（干净和成粒）。若伤口感染或出现腐肉，则在

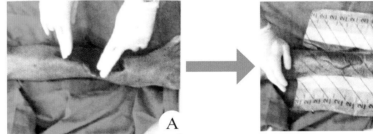

A：将伤口处理成要求的形状后，在伤口上放置1个无菌、聚氨酯泡沫塑料敷料

B：使用黏性的无菌贴膜覆盖泡沫，且能覆盖住周边3～5cm的皮肤

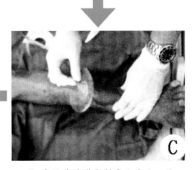

C：在无菌贴膜上制成1个1～2cm长的狭缝，再剪出1个圆孔，然后从孔隙中插入不可折叠导管；引发敷料向伤口塌陷

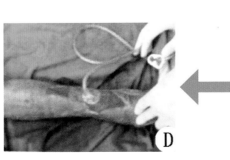

D：将上述导管与电子真空泵相连，通过治疗装置向伤口施加负压

图9-2 使用NPWT设备

敷上新敷料前，需在手术室进行额外的外科清创术。

一旦伤口床充满肉芽组织，且伤口床准备就绪，则停止真空疗法。

一旦伤口床的细菌培养和敏感性测定呈现微生物阴性，随后伤口接近二次愈合或可开展皮肤移植。

5. 伤口填充剂类型

5.1 根据伤口类型选择泡沫或纱布。 伤口填充剂特点确定了大多数NPWT对伤口床产生的效果。糖尿病伤口常用填充剂是聚氨酯泡沫塑料和生理盐水浸湿纱布。

聚氨酯泡沫塑料可以有助于快速形成厚的肉芽，对于彻底清创后出现大面积缺损的伤口而言是理想之选。泡沫引起瘢痕和纤维组织生成，有助于伤口收缩、减小尺寸。抗菌（如银）浸渍泡沫也可用于在NPWT时提供抗菌包覆层。

纱布由于其适应性和便利性，是备选填充剂，对不规则的伤口有效。同时纱布也可用于出现清创术后软组织结构（如肌腱和骨头）暴露在外的糖尿病伤口。

尽管因泡沫和纱布导致的潜在伤口变形有所不同，但是研究显示这2种填充剂在治愈时间上是相同的。

5.2 压力设定：连续/间歇或变化？真空泵将理想负压传送至整个系统。 体外研究表明亚大气压为125mmHg时，血流呈现4倍增加。临床实践中，压力从-50～-150mmHg连续输送很常见。当渗出液和伤口渗出液较多时，采用高压。但是，建议避免对受损血管或有局部缺血风险的伤口使用高负压。

压力模型可在持续、间歇和变化输送之间变换。尽管临床前试验表明间歇和变化压力下可生成更多的肉芽组织，但目前临床应用仍倾向于使用持续输送。临床应用时，间歇模式显示重复伤口填充剂收缩和扩展会增加疼痛发生的可能性。此外，使用间歇模式（聚氨酯泡沫塑料时）会导致伤口肉芽增长。另一方面，最近引进了变换压力模式，其涉及2个负压水平间的循环（-10～-80mmHg）。最近有少量证据表明在临床实践中采用了变换压力模式。

6. 病例研究

患者，62岁，女性。患有糖尿病，出现前足背胀肿（包括第2趾），一直延伸至足底。与治疗相关的风险因素是10年糖尿病和高脂血症病史。患者足背动脉和胫后动脉明显。入院时患者感染指标为：白细胞$16×10^9$/L，ESR 80mm/hr及CRP 102mg/L。伤口治愈指标为：HbA1c 12.5%，Hb 12g/dL

及白蛋白 30g/L。细菌培养和敏感性测定的临床微生物学检验显示出现以下微生物：绿脓杆菌和粪肠球菌。接受第 2 趾切除术和彻底清创术（图 9-3）。清创术后，接受 4 周 KCI VAC® NPWT（图 9-4）。在此期间，还进行了积极的系统性优化（即血糖控制、营养支持和抗菌药物疗法）。在术后最后跟进的 8 周里，注意到伤口完全愈合，患者可在获得最小协助的情况下走动（图 9-5）。

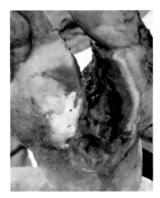 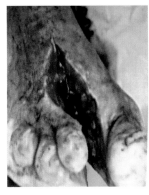 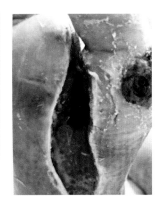 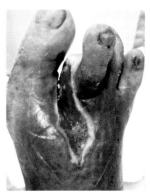

图 9-3　清创术后伤口　　　　　　　　　　　　　图 9-4　2 周时的伤口

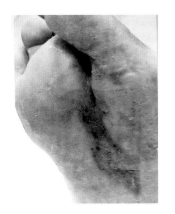 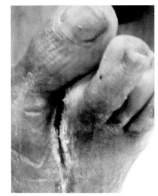

图 9-5　6 周时的伤口

7. 临床证据

自 1997 年 Morykwas 和 Argenta 开展实验工作起，多个出版物已报道采用 NPWT。NPWT 对糖尿病足治疗的疗效在多个随机临床试验中已被证实（表 9-1）。由于样本受限，早期随机对照试验最初仅涉及单个中心工作。2005 年 Armstrong 等进行了里程碑式多中心对照研究，对比了 NPWT 和标准敷料，证实了在统计学上其愈合时间的显著减少，伤口治愈率更高及 NPWT 治疗组中再截肢数量减少。

表 9-1　负压伤口疗法和糖尿病足的临床证据

出版	设计	例数	方法	结果和结论
Dumville 等，2013 年	荟萃分析	605	5 RCTs 法系统回顾了 NPWT 治疗效果	在治疗糖尿病手术后的足部伤口和溃疡方面，NPWT 比湿的伤口敷料更有效
Paola 等，2010 年	RCT（研究一）	70（NPWT=35，湿的敷料=35）	皮肤移植伤口接受 NPWT 或敷上湿的敷料	NPWT 组的完全皮肤移植吸收率（80%）比湿的敷料组（68%）高（P=0.05）
Paola 等，2010 年	RCT（研究二）	130（NPWT=35，湿的敷料=35）	清创术后患者接受 NPWT 或敷上湿的敷料	NPWT 组的肉芽化更快（65 天 vs.98 天，P=0.005），感染清除更快（10 天 vs.19 天，P=0.05）
Noble-Bcil 等，2008 年	荟萃分析		系统回顾 4 个随机对照试验，验证 NPWT 效果	NPWT 疗法比传统敷料疗法更有效，同时肉芽化和愈合率更快
Blumc 等，2008 年	RCT	335（NPWT=169，湿的敷料=166）	接受 NPWT 或敷上湿的敷料（主要是水凝胶和海藻酸盐）	NPWT 组实现了更高的伤口愈合率（43.2% vs.28.9%），二次截肢更少（P=0.035）
Armstrong 等，2005 年	RCT	162（NPWT=77，湿的敷料=85）	部分足截肢伤口 NPWT 或敷湿的敷料	NPWT 组愈合率增加（56% vs.39%，P=0.040）；NPWT 组的愈合率也更快（P=0.005）；两组的不良反应类似
Eginton 等，2003 年	RCT—2 周后交叉	6	敷上湿的纱布敷料或接受 NPWT（为期 2 周），然后交换	NPWT 的伤口缩小更快（与湿的敷料相比）
McCallon 等，2000 年	RCT	10（NPWT=5，湿的敷料=5）		与控制组相比，NPWT 组的伤口愈合更快（22.8天±17.4天 vs.42.8天±32.5天）
Nather 等，2010 年	前瞻性	11	受试者对基于 NPWT 的糖尿病足部溃疡进行前瞻性研究	治疗最后实现了 100% 肉芽化和细菌清除，所有伤口均愈合（9 个通过 SSG 痊愈，2 个通过二次愈合痊愈）

　　2008 年 Blume 等开展了更大型试验。他们注意到采用 NPWT 实现糖尿病足部溃疡完全愈合的比例要比采用标准伤口疗法的高（43.2% vs. 28.9%）。Paola 等开展的试验进一步表明 NPWT 减少了在 6 个月的随访期内进行后续截肢的需要。平行试验时，该组也显示了基于 NPWT 的伤口皮片移植吸收率更高（与标准敷料相比，80% vs. 68%），根据 2 次发布的随机试验系统分析，总结 NPWT 在治疗糖尿病足伤口和溃疡方面更有效（与标准敷料相比）。通过负压的伤口显示肉芽增多，愈合更快且截肢率减少。除了上述试验，其他大量研究（证据水平 1～5）也证实 NPWT 在治疗糖尿病足方面的疗效和安全性。

8. 未来的发展

1997年美国FDA公布了第1台NPWT设备，此后NPWT系统因为新设备的研发和更新而不断发展。然而，原来的V.A.C.™系统（KCI Inc.美国得克萨斯州圣安东尼奥市）仍是临床上使用最多的。关于NPWT用于伤口治疗的大多数临床证据（包括糖尿病伤口）与V.A.C.™系统的使用相关。6Renasys-GO™（Smith & Nephew GmbH）是替代选择。最近发布的随机对照试验显示这2种设备在治疗急性和慢性伤口方面的临床疗效并无不同。潜在的临床数据也表明Renasys-GO™（Smith & Nephew GmbH）在治疗糖尿病足伤口方面的效力。

对于糖尿病伤口，NPWT技术仍在不断发展。持续更新的设备和敷料功能会使该技术对感染伤口疗效更好。同时，便携性的提升促进了非医院机构（包括修复中心和家）对其的使用。

8.1 NPWT和银抗菌剂。银很长时间都被认定为对感染性伤口具有强大的抗菌性，可以和细菌、孢子的DNA结合降低繁殖能力，同时，其也与细胞膜结合，给微生物体系结构造成不可逆性损伤。抗银性微生物极少。纳米晶体银具有进一步增强银抗菌效果，其利用纳米技术，释放极小和高反应活性阳离子银粒子集群。当纳入伤口敷料中时，纳米银可向伤口床提供连续带电银阳离子流，创造持续有效的抗菌环境。现有临床数据表明，纳米银敷料可降低成本、可减少伤口渗出液和微生物水平以及促进慢性伤口的愈合的优势。各种商业银敷料与NPWT相比，同样可用于临床。上述商业银敷料可与聚氨酯泡沫塑料结合使用，也可单独作为直接接触伤口的敷料，用于NPWT泡沫之下。

（1）银泡沫产品。银浸渍泡沫结构既可刺激肉芽组织成形，也可提供抗菌包覆层。与液体接触时，泡沫敷料的银氧化成银离子。V.A.C.GranuFoam™（KCI、San Antonio和TX）是呈网状且镀银的聚氨酯泡沫塑料（可与V.A.C.NPWT系统兼容）。该泡沫敷料的体外药效已通过各种微生物（通常生于糖尿病足伤口）得到证实。CuraVAC™ Ag（Daewoong Pharm Co，LTD，韩国首尔）是另一种可通过包含银纳米粒子的泡沫敷料进行NPWT的产品，其已被用于治疗糖尿病足伤口。

（2）银敷料。与银泡沫不同，与NPWT兼容的银敷料可用作伤口接触层（泡沫之下）。Acticoat™ Flex（Smith & Nephew，Inc.，佛罗里达州圣彼德斯堡）敷料是一种可NPWT兼容的纳米晶体银敷料。敷料多孔结构使其能被放置在负压泡沫之下，这样渗出液可通过小孔流动。敷料用于感染伤口（包括糖尿病足伤口）。目前关于这一新产品的临床疗效和成本效率的数据有限。

8.2 NPWT和滴注法（NPWTi）。滴注法是NPWT新方法。采用NPWTi时，外用溶液通过泡沫敷料被送至伤口（周期性）。在通过NPWT去除前，这种方法一直可以应用。通过去除失活的组织、碎片和致病因子及做好伤口床愈合准备使伤口循环冲洗可优化伤口愈合。用于滴注的溶液包括局部清洁剂、抗菌药物、抗真菌剂和防腐剂。V.A.C.Ulta™疗法 - 系统（KCI）是商业 NPWT 设备［结合传统 V.A.C.™疗法（KCI）和控制输送典型滴注溶液至伤口床（基于 V.A.C. VeraFlo™疗法（KCI））］之一。

NPWTi 的体外试验表明其可使伤口的肉芽组织增加。Gabriel 等证实灌输硝酸银有助于减少生物负载、减少伤口愈合时间以及可实现提前出院。滴注聚盐酸己双胍（PHMB）溶液可有效治疗软组织坏死性筋膜炎和骨髓炎（与其他疗法联合使用时）。糖尿病伤口治疗团队中 Bernstein 等采用 NPWTi 和杆菌肽 - 多粘菌素 B 溶液，结果取得了成功，实现了完全治愈且避免了截肢。现有证据表明 NPWT 可能改善糖尿病足伤口的整体结果。

8.3 便携式设备和家庭护理协议。传统 NPWT 系统的主要缺点是设备很笨重，目前成功研制了更加便携的新设备。PICO®（Smith & Nephew，英国 Hull）是可用的商业便携 NPWT 系统之一。其为一次性免罐设备，可放置在口袋或系在裤耳上。关于复杂病因伤口（包括糖尿病足溃疡）的已发布数据显示其疗效堪比传统 NPWT 的疗效。

智能负压（SNaP）伤口护理系统®（Spiracur, Inc.，美国加利福尼亚州森尼韦尔）是另一种采用特殊弹簧开展 NPWT 的便携设备。该系统由一个灌流器、一个水胶体敷料层（带集成喷嘴和管道）及泡沫界面组成。灌流器用作贮存罐，也可用于输送不超过 125mmHg 的负压。其效率堪比传统 NPWT，已在近期多中心试验中得到证实。然而，便携式 NPWT 设备仅适用于出现低至中等渗出液的伤口。

近期另一成果是在非医院机构实施 NPWT，如降压单位、护理设施，甚至是患者之家。设备公司与医疗团队合作，引进了各种家庭护理 NPWT 包，帮助在非医疗机构进行治疗。上述家庭护理 NPWT 包对患者住所开展的定期敷料更换进行了安排。此类糖尿病足中心协议有助于早日出院和减少成本。

9. 总结

在过去 10 年里，NPWT 已在伤口护理方面取得了重大突破，其对糖尿病足伤口治疗时的保肢手术产生的重大影响已在现有文献中呈现。NPWT 科学仍在不断发展，滴注法和银抗菌的新成果可能进一步改善感染伤口的结果。便携设备和家庭护理协议也使得 NPWT 的使用不再仅限于医院。然而，强调糖尿病足治疗需要多学科共同努力很重要，NPWT 仅是整个治疗所需重要工具之一。因此，针对伤口取得成功的 NPWT 结果很大程度上依赖于联合治疗方法。仔细的外科清创术、合适的抗菌药物疗法、良好的血糖控制及定期伤口监控对于获得良好效果很有必要。

参考文献

1. CharikerME，JeterKF，TintleTE，et al. Effective management of incisional and cuteneous fistulae with closed suction wound drainage.Contemp Surg，1989，34：59-63.

2. ArgentaLC，Morykwas MJ. Vacuum-assisted closure：a new method for wound control and treatment：clinical experience. Ann Plast Surg，1997，38（6）：563-577.

3. MorykwasMJ，Argenta LC. Nonsurgical modalities to enhance healing and care of soft tissue wounds. South Orthop Assoc，1997，6（4）：279-288.

4. Morykwas MJ，Argenta LC，Shelton-Brown EI，et al. Vacuum-assisted closure：a new method for wound control and treatment：animal studies and basic foundation. Ann Plast Surg，1997，38（6）：553-562.

5. McCallon SK，Knight CA，Valiulus JP，et al. Vacuum-assisted closure versus saline-moistened gauze in the healing of postoperative diabetic foot wounds. Ostomy Wound Manage，2000，46（8）：28-32，34.

6. Armstrong DG，Lavery LA，Abu-Rumman P，et al. Outcomes of subatmospheric pressure dressing therapy on wounds of the diabetic foot. Ostomy Wound Manage，2002，48（4）：64-68.

7. Clare MP，Fitzgibbons TC，McMullen ST，et al. Experience with the vacuum assisted closure negative pressure technique in the treatment of non-healing diabetic and dysvascular wounds. Foot Ankle Int，2002，23（10）：896-901.

8.Eginton MT，Brown KR，Seabrook GR，et al. A prospective randomized evaluation of negative-pressure wound dressings for diabetic foot wounds. Ann Vase Surg，2003，17（6）：645-649.

9.Vig S，Dowsett C，Berg L，et al. Evidence-based recommendations for the use of negative pressure wound therapy in chronic wounds：steps towards an international consensus. J Tissue Viability，2011，20（Suppl 1）：S1-S18.

10.Schintler MV. Negative pressure therapy：theory and practice.Diabetes Metab Res Rev，2012，28（Suppl 1）：72-77.

11.Zöch G.V.A.C.-therapy and laser-induced fluorescence of indocyanine-green（IC-view），an assessment of wound perfusion in diabetic foot syndrome.ZentralblChir，2004，129（Suppl 1）：S80-S81.

12. Lavery LA，Boulton AJ，Niezgoda JA，et al. A comparison of diabetic foot ulcer outcomes using negative pressure wound therapy versus historical standard of care. Int Wound J，2007，4（2）：103-113.

13. Joseph E，Hamori CA，Bergman S，et al. A prospective randomized trial of vacuumassisted closure versus standard therapy of chronic non-healing wounds. Wounds，2000，12（3）：60-67.

14.Noble-Bell G，Forbes A. A systematic review of the effectiveness of negative pressure wound therapy in the management of diabetes foot ulcers. Int Wound J，2008，5（2）：233-242.

15.Dumville JC，Hinchliffe RJ，Cullum N，et al. Negative pressure wound therapy for treating foot wounds in people with diabetes mellitus.Cochrane Database Syst Rev，2013，10：CD010318.

16. Kopp J，Hamori CA，Rosenberg B，et al. Application ofVAC-therapy upregulates growth factor levels in neuropathic diabetic foot ulcers。Wound Repair Reg，2003，11：0007.

17. Greene AK，PuderM，Roy R，et al.Microdeformational wound therapy：effects on angiogenesis and matrix metalloproteinases in chronic wounds of 3 debilitated patients. Ann Plast Surg，2006，56（4）：418-422.

18. Seo SG，Yeo JH，Kim JH，et al. Negative-pressure wound therapy induces endothelial progenitor cell mobilization in diabetic patients with foot infection or skin defects. Exp Mol Med，2013，45：e62.

19. Lu X，Chen S，Li X，et al. The experimental study of the effects of vacuum-assisted closure on edema and vessel permeability of the wound. Chin J ClinRehab，2003，7：1244-1245.

20. ButtenschoenK，Fleischmann W，Haupt U，et al. The influence of vacuum-assisted closure on inflammatory tissue reactions in the postoperative course of ankle fractures. Foot Ankle Surg，2001，7（3）：165-173.

21. Gustafsson R，Johnsson P，Algotsson L，et al. Vacuum-assisted closure therapy guided by C-reactive protein level in patients with deep sternal wound infection.Thorac Cardiovasc Surg，2002，123（5）：895-900.

22. UlusalAE，SahinMS，Ulusal B，et al. Negative pressure wound therapy in patients with diabetic foot. Acta OrthopTraumatolTurc，2011，45（4）：254-260.

23.ChanSY，Wong KL，LimJXJ，et al. The role of Renasys-GO in the treatment of diabetic lower limb ulcers：a case series.Diabet Foot Ankle，2014，5：24718.

24. PatmoAS，Krijnen P，Tuinebreijer WE，et al. The Effect of Vacuum-Assisted Closure on the Bacterial Load and Type of Bacteria：A Systematic Review. Adv. Wound Care（New Rochelle），2014，3（5）：383-389.

25. BorgquistO，Gustafsson L，IngemanssonR，et al. Tissue ingrowth into foam but not into gauze during negative pressure wound therapy. Wounds，2009，21（11）：302-309.

26. Park JK，Lee JH，Kwak JJ，et al. Evaluation of an antimicrobial silver foam dressing. Wounds，2013，25（6）：153-159.

27. SachsenmaierS，PeschelA，Ipach I，et al. Antibacterial potency of V.A.C. GranuFoam Silver（®）Dressing. Injury，2013，44（10）：1363-1367.

28. MalmsjoM，Ingemansson R，Martin R，et al. Negative pressure wound therapy using gauze or polyurethane open cell foam：similar early effects on pressure transduction and tissue contraction in an experimental porcine wound model. Wound Rep Regen，2009，17（2）：200-205.

29. Birke-Sorensen H，Malmsjo M，Rome P，et al. Evidence-based recommendations for negative pressure wound therapy：treatment variables（pressure levels，wound filler and contact layer）—steps towards an international consensus. JPlastReconstrAesthet Surg，2011，64（Suppl）：S1-S16.

30. BorgquistO，Ingemansson R，Malmsjo M. The influence of low and high pressure levels during negative-pressure wound therapy on wound contraction and fluid evacuation.PlastReconstr Surg，2011，127（2）：551-559.

31. MalmsjoM，Gustafsson L，Lindstedt S，et al. The effects of variable，intermittent，and continuous negative pressure wound therapy，using foam or gauze，on wound contraction，granulation tissue formation，and ingrowth into the wound filler. Eplasty，2012，12：e5.

32. Armstrong DG，Lavery，Diabetic Foot Study Consortium.Negative pressure wound therapy after partial diabetic foot amputation：a multicentre，randomised controlled trial. Lancet，2005，366（9498）：1704-1710.

33.Blume PA，Walters J，Payne W，et al. Comparison of negative pressure wound therapy using vacuum-assisted closure with advanced moist wound therapy in the treatment of diabetic foot ulcers：a multicenter rand-omized controlled trial.Diabet Care，2008，31（4）：631-636.

34. Paola LD，Carone A，Ricci S，et al. Use of vacuum assisted closure therapy in the treatment of diabetic foot wounds. J Diabet Foot Complications，2010，2（2）：33-44.

35. NatherA，Chionh SB，Han AYY，et al. Effectiveness of vacuum-assisted closure（VAC）therapy in the healing of chronic drabetic foot ulcers.Ann Acad Med Singapore，2010，39（5）：353-358.

36. Rahmanian-Schwarz A，WillkommLM，Gonser P，et al. Anovel option in negative pressure wound therapy（NPWT）for chronic and acute wound care. Burns，2012，38（4）：573-577.

37. Lansdown AB. Silver. I：its antibacterial properties and mechanism of action. JWound Care，2002，11（4）：125-130.

38. Templeton S. Management of chronic wounds：the role of silver-containing dressings.Pri Intention，2005，13（4）：170-179.

39. LandsdownAB，Williams A. Bacterial resistance to silver in wound care and medical devices. J Wound Care，2007，16（1）：15-19.

40. Dunn K，Edwards-Jones V. The role of Acticoat with nanocrystalline silver in the management of burns. Burns，2004，30（Suppl 1）：S1-S9.

41. Yin HQ，Langford R，Burrell RE. Comparative evaluation of the antimicro-bial activity of ACTICOAT antimicrobial barrier dressing. J Burn Care Rehabil，1999，20（3）：195-200.

42. Morones JR，ElechiquerraJL，Camacho A，et al. The bactericidal effect of silver nanoparticles. Nanotechnology，2005，16（10）：2346-2353.

43. Fong J，Wood E. Nanocrystalline silver dressings in wound management：a review. Int J Nanomedicine，2006，1（4）：441-449.

44. Payne JL，Ambrosio AM. Evaluation of an antimicrobial silver foam dressingfor use with V.A.C. therapy：morphological，mechanical，and antimicrobial properties. J Biomed Mater ResBApplBiomater，2009，89（1）：217-222.

45. SeoSG，Yeo JH，Kim JH，et al. Negative-pressure wound therapy induces endothelial progenitor cell mobilization in diabetic patients with foot infection or skin defects. Exp Mol Med，2013，45：e62.

46. Lessing C，Slack P，HongKZ，et al. Negative pressure wound therapy with controlled saline instillation（NPWTi）：dressing properties and granulation response in vivo. Wounds，2011，23（10）：309-319.

47. Gabriel A，Shores J，Heinrich C，et al. Negative pressure wound therapy with instillation：a pilot study describing a new method for treating infected wounds. Int Wound J，2008，5（3）：399-413.

48. SchintlerMV，Prandl EC，KreuzwirtMR，et al. The impact of the VAC instill in severe soft tissue infections and necrotizing fasciitis. Infection，2009，37（Suppl 1）：31-32.

49. TimmersMS，GraaflandN，Bernards AT，et al. Negative pressure wound treatment with polyvinyl alcohol foam and polyhexanide antiseptic solution instillation in posttraumatic osteomyelitis. Wound Repair Regen，2009，17（2）：278-286.

50. Bernstein BH，Tam H. Combination of subatmospheric pressure dressing and gravity feed antibiotic instillation in the treatment of postsurgical diabetic foot wounds：a case series. Wounds，2005，17：37-48.

51. Hurd T，Trueman P，Rossington A. Use of a portable，single-use negative pressure wound therapy device in home care patients with low to moderately exuding wounds：a case series. Ostomy Wound Manage，2014，60（3）：30-36.

52. Fong KD，Hu D，Eichstadt S，et al. The SNaP system：biomechanical and animal model testing of a novel ultraportable negative-pressure wound therapy system.PlastReconstr Surg，2010，125（5）：1362-1371.

53. Armstrong DG，Marston WA，Reyzelman AM，et al. Comparative effectiveness of mechanically and electrically powered negative pressure wound therapy devices：a multicenter randomized controlled trial. Wound Repair Regen，2012，20（3）：332-341.

54. DowsettC，Grothier L，Henderson V，et al. Venous leg ulcer management：single use negative pressure wound therapy. Br J Community Nurs，2013，Suppl：S6，S8-S10，S12-S5.

55. Hudson DA，Adams KG，Van Huyssteen A，et al.Simplified negative pressure wound therapy：clinical evaluation of an ultraportable，no-canister system. Int Wound J，2015，12（2）：195-201.

（Muhammed Yaser Hasan，Rachel Teo Yi Lin，Aziz Nather）

第十章

糖尿病足中的骨髓炎

1. 简介

骨髓炎（Osteomye litis，OM）是骨和骨髓的炎症或感染，是常见的糖尿病足并发症。对于患有糖尿病足的患者，OM 通常被忽略，且无法诊断。做出诊断时需要高指数临床怀疑。但是，由于未被诊断出的 OM 常会导致可怕的并发症——截肢，所以早期诊断非常重要。出现 OM 的急性糖尿病感染引发的截肢风险比出现软组织感染的急性糖尿病感染引发的截肢风险要高 4 倍。若出现 OM，则需要更长时间的抗菌药物治疗和住院治疗，导致更高的成本。

2. 发病机制

与血源性 OM（通过血液传播）和直接接种（通过开放性骨折）不同，94% 的病例由相邻软组织感染开始，通过连续传播引发糖尿病足 OM。通常骨性隆起处会出现溃疡或深层渗透损伤。从组织学上来说，其特点是因骨质坏死出现白血球或炎症细胞（如淋巴细胞和浆细胞）。

2.1 发生率。OM 是常见的糖尿病足并发症。据报道，出现糖尿病足溃疡的患者中 15% 会患上 OM，而出现糖尿病足感染的患者中 20% 会患上 OM。若之前出现溃疡、多个溃疡或骨／关节溃疡，则出现 OM 的风险会增加。

2.2 发生部位。最常见的发生 OM 的位置是前足（90%），然后是足中段（5%）和后足（5%）。最常见的出现 OM 的骨头是足的承重骨，尤其是"脚的三足"（图 10-1）：第 1 距骨，第 5 距骨和跟骨。其他部位包括横向褥疮性溃疡部的骨头：外踝、第 5 距骨底及跟骨。回顾 2013 年 33 例 OM 病例时，笔者发现 OM 出现在 20 例患者的距骨处，6 例患者的趾骨处，3 例患者的跟骨处，2 例患者的骰骨处，1 例患者的距骨及 1 例患者的外踝处。

3. 临床检查

必须根据伤口的位置、尺寸、边缘、基底、内容物和邻近皮肤环境对溃疡进行谨慎评估。必须针对足的血管病变、神经病变和免疫性疾病进行评估。探骨试验通过探针能否接触骨头检测了溃疡深度（图 10-2），这个测试是非常有必要的。2010 年 Lozano 等发现该检测具有 98% 的敏感性和 79% 的特异性，2011 年 Aragon-Sanchez 等发现其具有 95% 的敏感性和 93% 的特异性。

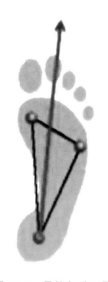

图 10-1 足的负重三足

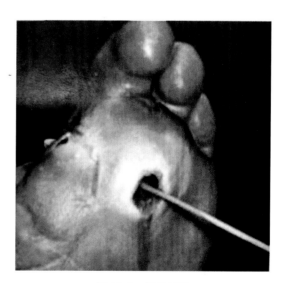

图 10-2 探骨试验

4. 鉴别诊断

糖尿病足 OM 的诊断对于临床医师和放射科医师来说很难。这主要是由于在骨骼感染与急性神经性关节病性骨病变之间难以区分。在糖尿病足中可能会误诊为 OM 的常见疾病包括 Charcot 关节病（CJD）（特别是炎症期）、痛风和反射性交感神经营养不良。这种情况下，通常需要进行 WBC 扫描才能确诊 OM。

5. 检查

应进行的血液检查包括感染指标（WBC、CRP、ESR）和愈合指标（HbAlC、尿素／肌酸酐、白蛋白和血红蛋白）。2013 年 Mutluogu 等将 OM 与软组织感染相比，发现两者在 WBC、CRP 和肾功能方面没有差别。但是，在 OM 组中发现 ESR 明显升高（90vs.70mm/hr），平均 Hb 较低（10.8 vs.12.0）。2008 年 Butalia 等的荟萃分析表明 ESR ＞ 70mm/hr，则表示 OM 的风险高出 11 倍。2013 年 Michail 等发现 OM 的 WBC、CRP、ESR 和原降钙素明显高于软组织感染。

6. 影像学检查

6.1 X 线检测（图 10-3）。①敏感性：54%。②特异性：68%。③骨密度降低到正常相邻骨骼的 35% ～ 50% 之后，影像学变化要在 2 周以上才能变得明显。④不详细，因为很难从 Charcot 神经性关节病中区分出 OM。⑤但是，其应该作为评估 OM 发展和呈现的一个最初基准。

6.2 CT。①更早显示 OM；②能够获得精细的骨骼细节：坏死骨片、骨包壳、骨髓和皮质异常；③高辐射扫描，当 MRI 有效时可不选此项检查。

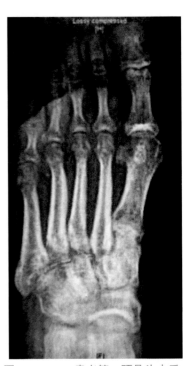

图 10-3　OM 患者第 5 跖骨头皮质
侵蚀的证据

7. 核成像

7.1 MRI。①敏感性：90%。②特异性：80%。③病理表现可以在感染后 3 ～ 5 天检测到，T1 加权图像上的信号缺失和 T2 加权图像上的较高强度（图 10-4）。④可显示精细的解剖和软组织结构，使医师更准确地了解感染过程和相关软组织受累程度。⑤但是，可能很难从非感染性水肿的原因中区分骨水肿。当 GJD 或近期手术更换时，MRI 的准确性就受到了质疑。⑥解剖相关性良好，但是机能相关性有限。

7.2 骨显像（骨扫描）（图 10-5）。①敏感性：80% ～ 90%。②特异性：＜ 50%。③使用锝 -99mm-亚甲磷酸二膦酸盐进行的三相骨扫描，提供了具有活性骨转换的骨骼区域二维图像，但其不是疾病特异性。④不仅显示 OM 的"热点"（图 10-5），也显示骨转移、CJD、痛风、骨折甚至是近期手术的热点。⑤ 24 ～ 48 小时给出阳性结果。⑥非特异性，因为糖尿病神经病变可能获得阳性结果。⑦很难确定精确的解剖位置或感染程度。⑧如果不与 CT 相结合，解剖细节很差。

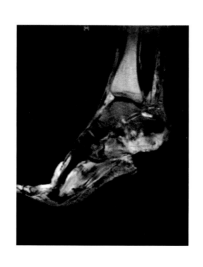

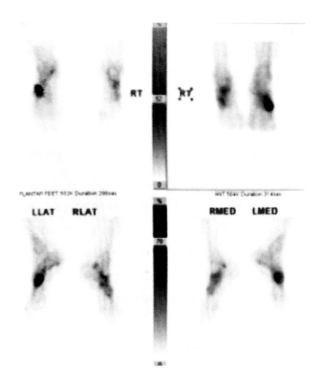

图 10-4　MRI T2 加权图像示跟骨不规则"变白"，表明跟骨溃疡患者有水肿和 OM

图 10-5　骨扫描。显示热点位于第 5 跖骨底部，表示为 OM

7.3　单光子发射计算机断层扫描（SPECT）。①将骨扫描与 CT 相结合，以提高解剖机能相关性。②提供足部的三维图像。③但是，该技术仍然未得到广泛应用，其对 OM 的诊断潜力仍在研究。SPECT（WBC 扫描）已经在新加坡国立大学医院的 20 例病例中应用。

7.4　白血细胞扫描。①敏感性：> 80%。②特异性：> 70%。③显示软组织感染，不是骨骼特异性。

7.5　正电子发射断层扫描（PET）。①敏感性：80% ～ 100%。②特异性：93%。③ PET 扫描图像放射性氟附着 2- 脱氧 -2- 氟 -D- 葡萄糖，其积累在细胞内葡萄糖代谢增加的位置，如感染、炎症或恶性肿瘤。④ PET 与 CT 结合，可改善解剖细节。

7.6　双功彩超。①有助于对足部进行精确的血管评估，帮助确定治疗 OM 所需的手术或切除类型。②将超声检查与多普勒超声检查结合，以提供血管解剖和血流的信息

表 10-1 总结了各种成像方法及其特异性、敏感性、每种技术的优点和局限性。

表 10-1　OM 诊断的各种成像方法总结

成像技术	特异性与敏感性	优势	限制条款
MRI	敏感性：90% 特异性：80%	空间分辨率良好 高精确性 可以评估软组织与骨骼	严重缺血性能降低，CJD
18F-FDG PET	敏感性：80%～100% 特异性：93%	空间分辨率良好	有限可用性
^{99m}Tc/^{111}I 标记的白细胞扫描	敏感性：>80% 特异性：>70%		需要处理血液 耗费时间 非骨特异性
^{99m}Tc 或 ^{67m}Ga SPECT/CT		空间分辨率良好	可用性有限
^{99m}T 骨扫描	敏感性：80%～90% 特异性：<50%	广泛使用	特异性低 解剖细节差

注：此表源自 Lipsky，2015。

8. 骨穿刺活检

①敏感性：95%。②特异性：99%。③诊断 OM 的唯一可靠证据是骨骼的组织病理学和微生物学评估，其被认为是诊断 OM 的微生物学"金标准"。④必须获得骨标本以确定病原体，给予适当的抗菌药物治疗。⑤OM 的组织学特征包括：坏死骨片、骨包壳、坏死骨、坏死性炎症渗出液、脂肪坏死、骨髓水肿、骨髓纤维化、骨侵蚀、急性或慢性炎症的细胞变化。⑥然而，这些研究结果的解释是主观性的，病理学家之间的意见出现分歧很常见。

9. 治疗

9.1　抗菌药物治疗。抗菌药物必须长期使用治疗，通常至少是 6 周。外周置入中心静脉导管（PICC）适用于抗菌药物的输送。

金黄色葡萄球菌是糖尿病足 OM 中最常见的病原体。然而其可能只是多种微生物感染的一部分，使用经验性的抗菌药物治疗效果较差。抗菌药物对治疗坏死骨和生物膜形成的区域具有较差的效果。

美国传染病协会（IDSA）指南提供了残余感染的治疗：①任何残余软组织感染 1～3 周；②残余但活的 OM 骨 4～6 周；③非手术病例至少 3 个月。

9.2　外科治疗。糖尿病 OM 手术治疗的目的是切除坏死的骨骼，避免留下残余病变。IDSA 指南 2012 推荐进行有效的外科清创术之后才进行抗菌药物治疗，用药期限取决于感染的清除程度。若感染是多重耐药的或不可逆缺血的，推荐进行手术治疗。

　　手术切除 OM 的趾骨可能更容易让患者接受，因为这样仍然提供一只令人满意的负重足。对于涉及到远节趾骨或中节趾骨的 OM，如果感染没有扩散到近节趾骨的软组织，则可对 MTPJ 施行关节切断术。然而，对于涉及到近节趾骨或跖骨头的 OM，建议施行（趾）列切除术（图 10-6）。

　　对于跟骨 OM，需要切除部分或次全跟骨（图 10-7），伤口通过直接闭包或通过皮瓣闭合。患者不太可能像趾骨切除术那样接受这样的手术，因为该手术通常不会留下令人满意的负重足。

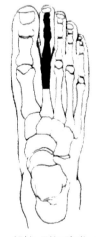

图 10-6　（趾）列切除术（第 2 趾）

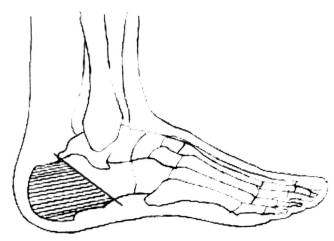

图 10-7　部分跟骨切除的骨骼

　　若切除的不充分，则要重新手术。已有研究表明大约有 1/4 治疗 OM 的患者需要进行手术。如果初期手术采取保守治疗，或者如果有坏死或局部缺血，则更有可能要手术。与前足 OM（0.33%）和足中段 OM（18.5%）相比，患有后足 OM（50%）的患者要进行 BKA 的风险明显更高。

　　手术的额外好处是可以获得用于培养和组织学的骨穿刺活检。如果不施行手术治疗，则可能通过经皮穿刺活检来获得骨骼样本。当检查可能影响骨骼的病原体时，溃疡拭子是不可靠的。

　　笔者建议用骨组织来确诊。应采取骨培养来指导使用抗菌药物治疗，但是不能用于确认 OM 的诊断。这是因为当骨组织是阴性时，骨培养甚至常是阳性的，可能是感染的软组织被污染造成的。

　　9.3　药物治疗（抗菌药物）与手术治疗的比较。仅采用抗菌药物治疗 OM 的功效已经引起争议。一些研究表明，仅采用抗菌药物治疗，对于 2/3 的 DFO 患者是成功的。但是，13% ～ 23% 的患者可能在治疗期间病情恶化，需要提早进行手术。成功治疗之后，溃疡／感染复发是常见的（高达30%），尽管这些复发患者有 2/3 的病情也可以通过保守治疗而不是手术治疗得到成功控制。仅采用抗菌药物的保守治疗可能仍然是那些拒绝进行手术的患者的一个选择。做出非手术治疗的决定很不容易，应考虑患者的意见，以个人标准进行检查。然而，注意千万不要给予不切实际的期望。不能做出"治愈"的承诺。对药物治疗和手术治疗有力的因素在表 10-2 中进行了总结。

表 10-2　有助于选择主要采用抗菌药物还是手术切除治疗糖尿病足 OM 的因素表

药物治疗	外科治疗
患者手术治疗病情稳定	患者对于与抗菌药物相关的问题风险非常高
术后足部力学特征可能较差（如中足或后足感染）	感染病原体对现有抗菌药物具有耐药性
足部不需要其他手术治疗	足部感染与大量骨坏死有关
感染范围限定在较小的前足病变	肢体有无法修复的局部缺血（妨碍抗菌药物的输送）
没有足够熟练的外科医师可用	足部在机能上似乎是不可挽回的
手术费用对患者来说是负担不起的	患者已经卧床不能走动
患者强烈要求避免手术治疗	患者强烈要求手术治疗

注：本表改编自 Lipsky，2015，IWGDF。

10. 关键争议

IWGDF 感染指南 2015 修订版确定了以下关于糖尿病足部感染诊断和治疗的争议：

（1）抗菌治疗 OM 的最佳持续时间是多久？因为骨感染比单纯的软组织感染更难治愈，使用抗菌药物治疗 OM 比软组织感染的持续时间要长。

（2）什么时候应对 DFR 患者进行影像学研究？应该进行那些影像学研究？①影像学研究费用高，并且耗费时间。等待结果可能会延误适当的治疗。②应评估成本效益，优化使用和改善成本管理。

（3）什么时候主要选择药物或手术治疗 OM？

（4）伤口"细菌生物负载"的概念是否有定义和实用的临床应用？①虽然其被广泛应用于伤口愈合的群体和工业中，但没有一致的定义；②决定其是否有价值和标准化该定义可以帮助行业开发有用的产品以及帮助临床医师据此了解如何使用。

（5）DFR 的分子基因型微生物检验的价值和正确的解释是什么？对于临床医师来说，了解什么时候进行检验和如何解释检验结果以决定采用抗菌药物治疗是非常关键的。

11. IWGDF 感染指南 2015 修订版的建议

IWGDF 感染指南 2015 修订版对糖尿病足 OM 诊断和治疗的建议：

（1）对于感染的裸露伤口，进行 probe-to-bone 检验。①低风险患者：在很大程度上阴性检验可以妨碍诊断。②高风险患者：阳性检验可诊断。

（2）明显升高的血清炎症指标，特别是红细胞沉降率，可以提示疑似病例中患有 OM。

（3）骨感染通常需要通过无菌骨样本的组织学和微生物学检验的阳性结果来确诊，但是通常只是在诊断有疑问或确定致病病原体抗菌药物敏感性至关重要时才需要这样做。

（4）若进行多项诊断性测试（如探骨测试、血清炎症指标检测、X 线、MRI 或放射性核苷酸扫描）时出现阳性反应，则可以合理诊断出现 OM。

（5）避免使用软组织或窦道标本的结果来选择抗菌药物治疗 OM，因为其不能准确地反映出骨培养结果。

（6）在所有非表面糖尿病足感染的病例中获得足部的普通 X 线片。

（7）当需要进行先进的影像学检查时，MRI 是目前诊断糖尿病足 OM 的最佳方法。

（8）当 MRI 不可用或禁忌使用时，考虑采用白细胞标记的放射性核素扫描，或可能采用 SPECT/CT 或 18F-FDG PET 扫描。

12. 总结

治疗的最终目标是尽可能在糖尿病足患者的治疗中实现保肢。糖尿病足 OM 成功得到治疗的关键是抗菌药物和手术治疗相结合。然而，某些情况下，可能需要大截肢，如 BKA。因此，提早诊断和适当治疗是必要的，以减少该病的发病率和死亡率。

OM 的手术治疗。糖尿病足 OM 施行的常见手术包括：（趾）列切除术；切除 MTPJ；经跖骨截肢术；足中段截肢 -Lisfranc/Chopart；改良的 Pirogoff 截肢术；局部 / 全部切除术；抗菌药物骨水泥填充；胫距、距下关节固定术（后足部关节固定术钉）。

（趾）列切除术、经跖骨截肢术和足中段截肢术及改良的 Pirogoff 截肢术将会分别在各章节中深入讨论。

本章中已对切除 MTPJ、局部 / 全部切除术、抗菌药物骨水泥填充、胫距、距下关节固定术（后足部关节固定术钉）治疗进行了讨论。

学习重点：

- 骨髓炎是糖尿病足溃疡或感染常见的一种并发症。
- 诊断病情所需的临床怀疑指数高
- 有用的放射学检查包括结合普通 X 线片、骨扫描和 MRI
- 骨标本应送去培养，进行敏感性和组织学研究
- 抗菌药物治疗应持续至少 6 周，采用 PICC 送
- 足中段和后足部骨髓炎相比，当涉及到后足部时，BKA 的风险明显更高

参考文献

1. Ramsey SD，Newton K，Blough D，et al . Incidence，outcomes，and cost of foot ulcers in patients with dia-betes . Diabetes Care，1999，22（3）：382-387.

2. Lavery LA，Peters EJ，Armstrong DG，et al . Risk factors for developing osteomyelitis in patients with diabetic foot wounds . Diabetes Res Clin . Pract，2009，83（3）：347-352.

3. Mutluoglu M，Sivrioglu AK，Eroglu M，et al . The implications of the presence of osteomyelitis on outcomes of infected diabetic foot wounds. Scand J Infect Dis，2013，45（7）：497-503.

4. Malhotra R，Chan CS，Nather A . Osteomyelitis in the diabetic foot . Diabetic Foot Ankle，2014，5：24445.

5. Bamberger DM，Daus GP，Gerding DN . Osteomyelitis in the feet of dia-betic patients：long-term results，prognostic factors，and the role of antimicro-bial and surgical therapy . Am J Med，1987，83（4）：653-660.

6. Acharya S，Soliman M，Egun A，et al . Conservative management of diabetic foot osteomyelitis . Diabetes Res Clin Pract，2013，101（3）：18-20.

7. Aragón-Sánchez FJ，Cabrera-Galván JJ，Quintana-Marrero Y，et al . Outcomes of surgical treatment of diabetic foot osteomyelitis：a series of 185 patients with histopathological confirmation of bone involvement. Diabetologia，2008，51（11）：1962-1970.

8. Morales Lozano R，González Fernández ML，Martinez Hernández D，et al . Validating the probe-to-bone test and other tests for diagnosing chronic osteomyelitis in the diabetic foot . Diabet Care，2010，33（10）：2140-2145.

9. Aragón-Sánchez J，Lipsky BA，Lázaro-Martínez JL . Diagnosing diabetic foot osteomyelitis：is the combination of probe-to-bone test and plain radiography sufficient for high-risk inpatients？ Diabet Med，2011，28（2）：191-194.

10. Butalia S，Palda VA，Sargeant RJ，et al . Does this patient with diabetes have osteomyelitis of the lower extremity？ JAMA，2008，299（7）：806-813.

11 . ZaitonF，Samir AM，Elkamash TH，et al . Evaluation of diabetic foot osteomyelitis using probe to bone test and magnetic resonance imaging and their impact on surgical intervention. Egyp J RadiolNucl Med，2014，45：795-802.

12 . Al-KhawariHA，Al-Saeed OM，Jumaa TH，et al . Evaluation diabetic foot infection with magnetic resonance imaging：Kuwait experience and osteo-myelitis of the foot in diabetic patients . Med PrincPract，2005，14（3）：165-172.

13 . Michail M，Jude E，Liaskos C，et al . The performance of serum inflammatory markers for the diagnosis and follow-up of patients with osteomyelitis . Int J Low Extrem Wounds，2013，12（2）：94-99.

14 . DinhMT，Abad CL，Safdar N . Diagnostic accuracy of the physical examination and imaging tests for osteomyelitis underlying diabetic foot ulcers：meta-analysis，Clin Infect Dis，2008，47（4）：519-527.

15 . Capriotti G，Chianelli M，Signore A . Nuclear medicine imaging of diabetic foot infection：results of meta-analysis. Nucl Med Commun，2006，27（10）：757-764.

16 . Game FL . Osteomyelitis in the diabetic foot：diagnosis and management . Med Clm North Am，2013，97（5）：947-956.

17 . Kapoor A，Page S，Lavalley M，et al . Magnetic resonance imaging for diagnosing foot osteomyelitis：a meta-analysis . Arch Intern Med，2007，167（2）：125-132.

18. Harmer JL，Pickard J，Stinchcombe SJ . The role of diagnostic imaging in the evaluation of suspected osteomyelitis in the foot：a critical review . Foot（Edinb），2011，21（3）：149-153.

19. Roug IK，Pierre-Jerome C . MRI spectrum of bone changes in the diabetic foot . Eur J Radiol，2012，81（7）：1625-1629.

20 . Van der Bruggen W，Bleeker-Rovers CP，Boerman OC，et al . PET and SPECT in osteomyelitis and prosthetic bone and joint infections：A systematic review. SeminNucl Med，2010，40（1）：3-15.

21 . Pineda C，Pena A，Espinosa R，et al . Imaging of osteomyelitis：the key is in the combination . Int J Clin Rheumatol，2011，6（1）：25-33.

22 . Kagna O，Srour S，Melamed E，et al. FDG PET/CT imaging in the diagnosis of osteomyelitis in the diabetic foot . Eur J Nucl Med Mol Imaging，2012，39（10）：1545-1550.

23. Game FL，JeffcoateWJ . Primarily non-surgical management of osteomyelitis of the foot in diabetes. Diabetologia，2008，51（6）：962-967.

24 . Lipsky BA . Osteomyelitis of the foot in diabetic patients . Clin Infect Dis，1997，25（6）：1318-1326.

25 . Mackowiak PA，Jones SR，Smith JW . Diagnostic value of sinus-tract cultures in chronic osteomyelitis . JAMA，1978，239（26）：2772-2775.

26 . Meyr AJ，Singh S，Zhang X，et al . Statistical reliability of bone biopsy for the diagnosis of diabetic foot osteomyelitis . J Foot Ankle Surg，2011，50（6）：663-667.

27 . Lipsky BA，Berendt AR，Cornia PB，et al . 2012 Infectious Diseases Society of America clinical practice guideline for the diagnosis and treatment of diabetic foot infections . Clinic Inf Dis，2012，54（12）：132-173.

28. Simpson AH，Deakin M，Latham JM . Chronic osteomyelitis . The effect of the extent of surgical resection on infection-free survival. J Bone Joint Surg Br，2001，83（3）：403-407.

29 . Aragón-Sánchez J，Lázaro-Martínez JL，Hernández-Herrero C，et al . Does osteomyelitis in the feet of patients with diabetes really recur after surgical treatment？Natural history of a surgical series. Diabet Med，2012，29（6）：813-818.

30 . Faglia E，Clerici G，Caminiti M，et al . Influence of osteomyelitis location in the foot of diabetic patients with transtibial amputation . Foot Ankle Int，2013，34（2）：222-227.

31 . Elamurugan TP，Jagdish S，Kate V，et al . Chandra Parija，Role of bone biopsy specimen culture in the management of diabetic foot osteomyelitis . Int J Surg，2011，9（3）：214-216.

32 . Valabhji J，Oliver N，Samarasinghe D，et al . Conservative management of diabetic forefoot ulceration complicated by underlying osteomyelitis：the benefits of magnetic resonance imaging. Diabet Med，2009，26（11）：1127-1134.

33 . Senneville E，Lombart A，Beltrand E，et al . Outcome of diabetic foot osteomyelitis treated nonsurgically：a retrospective cohort study. Diabet Care，2008，31（4）：637-642.

34 . Lipsky BA，Peters EJG，Aragon-Sanchez J，et al . Diagnosis and Management of Foot Infections in Persons with Diabetes：IWGDF Infection Guidance Revision. 2015.

（Aziz Nather，Julia Cheong Ling Yu，Rishi Malhortra，Claire Chan Shu-Yi）

第十一章

骨髓炎手术

1. 简介

骨髓炎（OM）是常见的糖尿病足并发症，经常被漏诊。糖尿病患者一生中出现糖尿病足溃疡的风险是 15% ～ 25%，其中，15% 的溃疡可能演变成 OM。通常行小截肢术去除 OM 病灶，但是复发性感染和二次手术也很常见。2012 年 Borkosky 和 Roukis 证明行第 1 次（趾）列切除术后，20% 的患者需要进行再截肢。在接受再切断术的患者中，29% 是接 BKA。

糖尿病足 OM 带来的挑战要比软组织感染引发的挑战更多。治疗 OM 服用抗菌药物及住院的时间都更久，对手术或截肢术的要求也更高。

糖尿病足 OM 施行的常见手术包括：（趾）列切除术、切除 MTPJ、经距骨截肢术、足中段截肢 -Lisfranc/Chopart、改良的 Pirogoff 截肢术、局部 / 全部切除术、抗菌药物骨水泥填充及胫距、距下关节固定术（后足部关节固定术钉）。

2013 年国立大学医院糖尿病足团队对 33 例患者开展了以下 OM 手术并进行研究（表 11-1）：（趾）列切除术、经距骨截肢术和足中段截肢术以及改良的 Pirogoff 截肢术（将会分别在各章节中深入讨论）。本章将对切除 MTPJ、局部 / 全部切除术、抗菌药物骨水泥填充及胫距、距下关节固定术（后足部关节固定术钉）进行讨论。

2. MTPJ 引起的脓毒性关节炎

2.1 简介。糖尿病足患者中，通常 MTPJ 会被感染。若出现关节畸形和异常高压施加在足上，则可能引发糖尿病溃疡。此类溃疡通常出现在第 1 或第 5 MTPJ 上（图 11-1，图 11-2）。

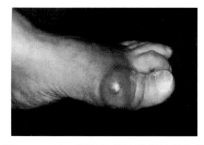

图 11-1　第 1 跖趾关节的脓毒性关节炎

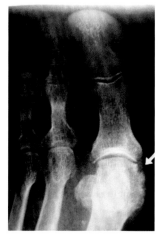

图 11-2　第 1 跖趾关节的脓毒性关节炎的 X 线片

表 11-1　33 例 OM 患者的手术情况

骨髓炎的手术方法	例数
（趾）列切除术	12
膝下截肢	6
清创术	4
切除跖趾关节	3
跖跗关节截肢	3
改良的 Pirogoff 截肢术	2
经跖骨截肢术	2
近端指间关节处的关节切断术	1

切除关节成形术包括切除部分骨头（从加强关节开始），导致骨头和索节之间形成空隙，从而改善活动度和安装假关节。最终瘢痕组织充满了空隙，疼痛得到缓解，运动得以恢复，但是关节的稳定性变差。

对于 MTPJ 脓毒性关节炎（由于软组织损害导致趾的近和远节趾骨肿胀），最好是进行（趾）列切除术。

然而，某些患者可能反对截肢，哪怕 1 根脚趾。若脓毒性关节炎仅发生在 MTPJ，则趾骨不会肿胀且不会出现软组织感染，这样就有极大可能保住脚趾。切除 MTPJ 对于此类情况下的 MTPJ 关节炎尤为有效。

2.2　MTPJ 的切除关节成形术。

（1）手术原则。标准长度：标准切除长度通常是趾骨的 1/3。Henry 等证实若切除长度少于近节趾骨 1/3，则拇指仍需要承担 75% 的正常负重。然而，若切除长度超过趾骨的 1/3，则导致拇指仅需承担正常负重的 18%。

（2）适应证。①MTPJ 的脓毒性关节炎通常涉及第 1 个或第 5 个关节；②至少出现 1 个明显足背动脉或胫后动脉脉搏；③患者不同意进行（趾）列切除术。

（3）麻醉。①采用局部踝关节阻滞麻醉患者体位／止血带；②请患者仰卧；③给患者腿部盖上消毒过的标准手术被单；④把止血带绑在大腿上，驱血，并使止血带膨胀至 350mmHg。

（4）手术方法。

1）在大腿处水平绑扎止血带并充气。

2）切除关节下方的第 1 个 MTPJ，打开关节囊，露出患病的关节。

3）清理并切除 MTPJ 上被感染的软组织（图 11-3，图 11-4）。

4）切除第 1 趾列伸、屈肌腱止点。

5）分离和暴露跖骨（图 11-5）。使用小 Hohmann 拉钩，去除跖骨内侧和外侧的软组织。

6）使用小 Hohmann 拉钩、小骨凿，针对跖骨头的 OM 处附近的跖骨进行近端截骨术（图 11-6）。

7）分离和暴露近节趾骨。使用小 Hohmann 拉钩，去除近节趾骨内侧和外侧的软组织。图 11-7 是 MTPJ 切除关节成形术的图解说明。

8）利用骨凿针对近节趾骨上的 OM 末端的近节趾骨进行远端截骨术（图 11-8）。

9）切除和清除跖骨的远端（通常是末端，跖骨远端的 1/3），从基底部开始，连同 MTPJ 和近节趾骨的近端部分（图 11-9 和图 11-10）。

10）提取一块感染的骨头和关节的组织，以进行需氧和厌氧细菌培养和药物敏感测定。

11）用咬骨钳修整跖骨边缘和保留的近节趾骨（图 11-11，图 11-12）。切除任何其他感染或可疑的组织。

12）用过氧化氢和生理盐水冲洗伤口床（图 11-13），此时放开止血带。

13）必须观察伤口血供是否良好（图 11-14），有效止血。

14）用 3-0 号缝线缝合皮肤。

15）敷料覆盖切除部位。

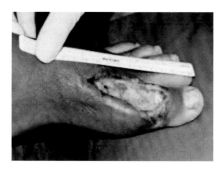

图 11-3 MTPJ 的化脓性关节炎

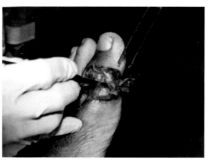

图 11-4 将感染的软组织和腐肉彻底清除

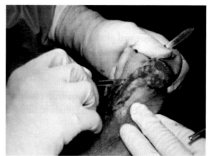

图 11-5 用小刀清除，保留正常组织暴露跖骨

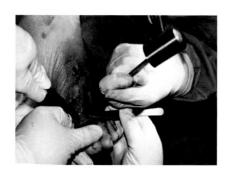

图 11-6 用小骨凿进行跖骨切骨术

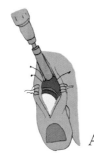 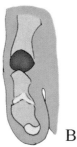 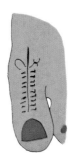

A：跖骨和近节趾骨的切骨术　B：MTPJ 的切除　C：伤口的愈合

图 11-7 MTPJ 切除关节成形术示意图

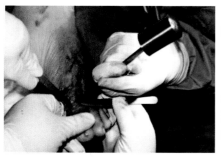

图 11-8 近节趾骨的截骨术

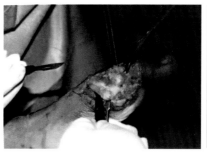

图 11-9 跖骨头 MPTJ 和近节趾骨正在切除

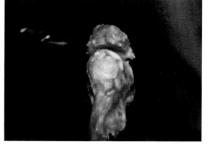

图 11-10 去除的跖骨关节和近节趾骨

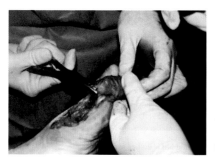

图 11-11 用咬骨钳修整后保留的跖骨和近节趾骨骨头

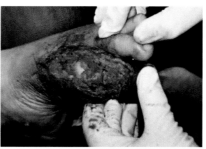

图 11-12 显示创面床剩下的跖骨和近节趾骨

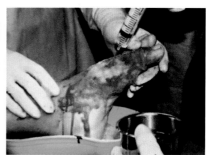

图 11-13 创面床用过氧化氢冲洗，随后用生理盐水冲洗

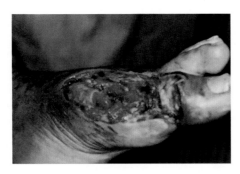

图 11-14 松开止血带后，创面床出血情况良好

学习重点：

· 针对化脓性关节炎和 MTPJ 开展的手术（通常是第 1 或第 5 个）
· 若趾骨并未出现软组织感染，则早期阶段会出现良好结果。
· 标准切除长度是跖骨远端的 1/3 和近节趾骨近端的 1/3。

3. 跟骨 OM

3.1 简介。跟骨的慢性 OM 是非常可怕的并发症。通常足跟出现褥疮性溃疡后，引发跟骨的慢性 OM。为有效治疗跟骨的慢性 OM，必须切除被感染的跟骨。在部分或全部根骨切除术后，伤口需缝合或通过局部、游离皮瓣覆盖。患者胫后动脉对于此类创口愈合至关重要。若胫后动脉被堵塞且局部或游离皮瓣不可用，则 OM 最好通过 BKA 予以治疗。这种情况下不可能实现保肢。

切除术对于恢复期患者或半身不遂患者（由于足跟持续存在压力和外皮缺乏抵抗力且移动性变差，患者很可能出现足跟部褥疮性溃疡复发）尤为有效。切除术的好处包括维持步行状态和生活质量，以及降低发病率和死亡率。通过部分切除和足够的远端灌注，出现跟骨 OM 的患者可实现保肢。

3.2 部分切除。部分切除（partialcalcanectomy，PC）手术针对足跟部巨大难愈伤口，例如：足跟湿的或干的坏疽（图 11-15），OM 跟骨（图 11-16）。

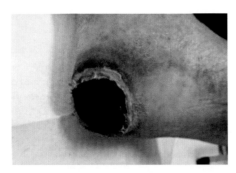

图 11-15 足跟部湿性坏疽

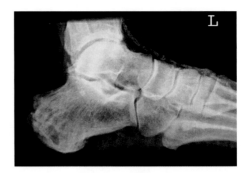

图 11-16 跟骨 OM

3.3 患者体位。①俯卧位。②为避免麻醉引起的并发症，可以侧卧。③采用充气止血带，确保手术部位不流血。用于止血。

3.4　手术方法。

（1）在溃疡四周形成 2 个汇合的半椭圆切口。上述切口可深入骨头。彻底切除被感染的组织和溃疡（图 11-17）。向近端延长切口，以便露出跟骨的后侧，深入至覆在肌腱上面的的筋膜。

（2）彻底切除溃疡边缘，保留正常皮肤边缘。

（3）从足后跟开始切除所有坏死、感染或失活的组织（图 11-18）。

（4）暴露跟骨（图 11-19）。

（5）利用摆锯，在跟骨 OM 病灶上进行斜行切开术（图 11-20，图 11-21）。

（6）切除受感染的跟骨（图 11-22）。

（7）用过氧化氢和生理盐水冲洗伤口。

（8）松开止血带，确切止血。

（9）利用咬骨钳进一步修剪骨头边缘（图 11-23）。

（10）尽量使皮肤边缘大致对齐（图 11-24）。可采用缝合锚钉、骨板或简单缝合的办法将肌腱固定在骨头上。若出现张力较大，伤口的愈合将变得困难。一期缝合适用于急性感染。若出现太大张力，将延迟愈合，需要采用 VAC 敷料。

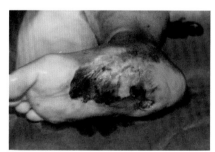

图 11-17　伴有感染性溃疡和 OM 的 Charcot

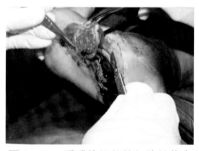

图 11-18　受感染组织的切除关节病涉及舟状骨和跟骨

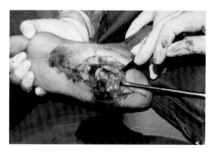

图 11-19　露出的跟骨

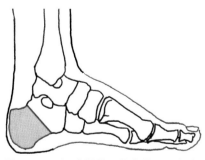

图 11-20　切除跟骨和足舟骨，以便去除 OM 病灶

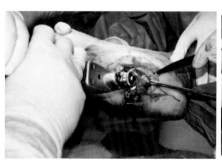

图 11-21　进行斜行切开术

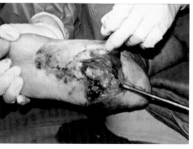

图 11-22　切除受感染的跟骨

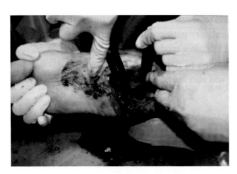

图 11-23　用咬骨钳修整骨边缘

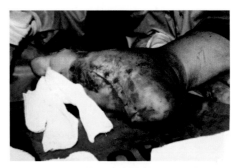

图 11-24　实现皮肤边缘的松散并列

3.5　全部切除（图 11-25）。1998 年 Baumhauer 等分析 8 例接受全部切除术的患者后发现，4 例患者通过改良性足跟部矫正法保持了相同行走能力，1 例患者需要进行膝下截肢且同时需要借助义肢才能行走。他们发现全部切除术是跟骨慢性 OM 患者进行经胫骨截肢的可替代选择。

2012 年 Schade 对文献进行回顾分析发现在涉及 104 例患者（76 例接受部分切除，28 例接受全部切除）的 6 个研究中，手术后，85% 的患者维持或改善了步行状态。然而，10% 的患者需要进一步进行主要下肢切除手术。发现部分和全部切除术对 OM 的非卧床患者可进行保肢。

2011 年 Pons 对 16 例患者接受的 19 次切除术展开的研究中发现所有非卧床患者需要进行改良性足跟部遏制矫正。同时还发现全部切除术也是 BKA 的有效替代治疗方法。

部分切除与全部切除。进行影像扫描检查后，决定是否开展部分或全部切除。先进成像技术，如 MRI 或核成像可用于诊断 OM 和确定受感染的骨头范围。决定是否开展部分或全部切除的因素，见表 11-2。

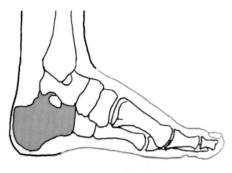

图 11-25　全部切除

表 11-2　部分和全部切除对比

部分切除	全部切除
外科手术前成像研究表明跟骨损害程度（未被污染跟骨的前关节部分）	外科手术前成像研究表明跟骨完全损坏
维持距跟和跟骰关节	妨碍了关节和关节囊
	稳定性变差，功能足
更加稳定，功能足	之前接受过部分切除并出现感染 / 溃疡复发的患者

4. 踝关节的化脓性关节炎

4.1　简介。外踝 OM 通常由踝关节外侧出现的褥疮性溃疡引发。暴露的外踝很可能出现 OM。这通常会引发踝关节的化脓性关节炎。

4.2　操作过程。

1）受感染的组织和腐肉以及伤口边缘被切除和彻底清洗。底层外踝暴露在外。

2）使用摆锯，在外踝的 OM 位置近端截去外踝。

3）外踝的远端被切除。

4）伤口上任何被感染或失活的组织需进一步切除。

5）用过氧化氢和生理盐水冲洗伤口。这时候移除止血带。

6）一旦切除外踝，踝关节便会暴露在外。关节则会被感染，必须清创。

7）在胫骨下端开展近端截骨术，以切除关节面。

8）在距骨上端开展远端截骨术，以切除关节面。

9）用生理盐水冲洗关节。

10）采用 Charnley 压迫夹（图 11-26），令 2 个生骨表面彼此相对，从而开展踝关节的关节固定术（图 11-27）。

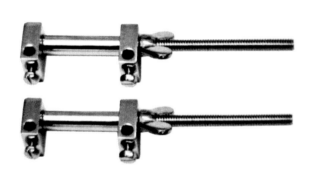

图 11-26　Charnley 压迫夹

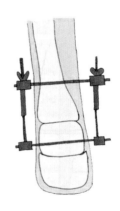

图 11-27　通过 Charnley 压迫夹开展的踝关节融合术

4.3　抗菌药物骨水泥填充。

（1）稳定。畸形足的稳定对于糖尿病足溃疡／伤口治疗很重要，同时手术矫正通过宽松支撑获得支持。畸形对 Charcot 足很常见，若同时出现 OM，则治疗将变得很困难。Pinzur 等证实一次手术同时行 OM 病灶清创术、畸形矫正和外固定术，术后治愈率和可下床比例达 83%，整体保肢率达 96%。

（2）使用抗菌药物骨水泥垫片。自 20 世纪 70 年代开始，聚甲基丙烯酸甲酯（PMMA）接合剂和抗菌药物联合使用（矫形外科时）（图 11-28，图 11-29）。

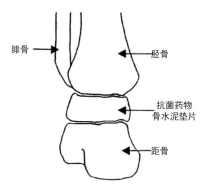

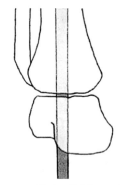

腓骨 → ← 胫骨

← 抗菌药物
骨水泥垫片

← 距骨

图 11-28 踝关节处的抗菌药物骨水泥垫片   图 11-29 6 周后，通过 TTC 钉固定

抗菌药物局部用药的药物浓度要高于全身用药。静脉输注抗菌药物不能在病变部位形成有效药物浓度，糖尿病患者常发生血管病变。有研究表明清创术后使用抗菌药物侵润治疗取得了糖尿病足OM 治疗的良好效果。局部抗菌药物治疗的可生物降解的方法效果良好。不管输送情况如何，骨清创术后，上述方法可减少死腔，并通过几个星期的药物治疗使得残留感染得到控制。这是治疗深度感染的理想之选。更多研究，如对比试验可有效证明局部抗菌药物比系统治疗更有效（基于临床结果）。

4.4 胫距、距下关节固定术。如今很少实施踝关节的 Charnley 关节加压固定术，且已不再使用 Charnley 压迫夹。目前使用的踝关节融合方法是胫距、距下关节固定术。

胫距、距下关节固定术是针对影响踝关节和距下关节的后足问题展开的手术。该项技术的禁忌证包括出现感染、严重的血管疾病和胫骨严重排列不齐。

据报道，融合率为 76% ～ 100%，融合时间约为 16 周。预计出现严重畸形和神经性关节病的患者的融合率大于 80%。1995 年 Quill 开展的研究表明接受胫距、距下关节固定术和内固定术的 40 例患者中，在平均 14 周的融合时间内，融合率高达 90%。

2004 年 Mendicino 等在针对 19 例接受 TTC 关节固定术的患者进行研究时发现糖尿病患者的并发症率比非糖尿病患者（出现晚期畸形）的并发症率更高，所有出现重度并发症的患者都患上糖尿病，且患有糖尿病的患者中的 70% 出现了重度和轻度并发症。然而，2013 年 Tan 等开展的研究表明胫距、距下关节固定术可改善患者的疼痛评分和生活质量（不管并发症的高风险）。从生物力学上，采用髁上髓内钉的 TTC 关节固定术，并采用螺杆结构的 TTC 关节固定术更加稳定，是实现后足融合的可靠方法。

4.5 适应证。①糖尿病足 Charcot 关节病或神经性关节病。②踝关节的化脓性关节炎。

4.6 安装位置。令患者仰卧，同时外科医师采用后侧入路方式；在大腿处绑上止血带，不充气。

4.7 过程。

1）采用 J 形切口，令踝关节和距下关节暴露在外。小心保护腓骨肌膜和腓肠神经（图 11-30）。

2）实施部分皮瓣手术，促进自体骨移植，从而实现融合（图 11-30）。

3）利用板摊开器移动关节。移动软骨至软骨下骨处，并利用小骨凿实施叠盖。穿过关节表面（带有多个钻孔），从而加强融合。

4）对齐胫骨、距骨和跟骨，从而实现最大骨表面接触和形成跖足。利用临床评价和透视指导，将足后段置于零度背屈和 5 度足跟外翻，同时足胫骨外旋转 5 ～ 10 度。

5）通过刺伤创口插入导丝钩（从鞋跟垫片开始），并穿过跟骨前段将钉子插入跟骨交叉角处的后部。确保导丝钩末端居中指向距骨坡面中心，以避免撞击侧胫骨壁（图 11-31）。

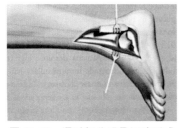

图 11-30　通过部分腓骨切除形成 MJM 形状的切口，从而实现自体骨移植

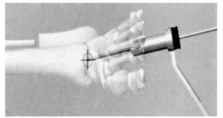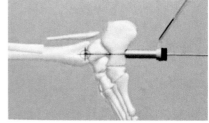

图 11-31　将套管针插入保护套管，并通过荧光镜检查穿 3.2mm 的导丝钩，确保导丝钩的末端居中指向距骨坡面中心

6）将套管针从保护套管处移除，并在导丝钩表面插入 13.0mm 管状钻钻头。钻透跟骨和距骨，直到从距骨伸出。避开胫骨踝穴顶。

7）拿掉 13.0mm 的钻头，并通过跟骨和距骨处通道插入 5.0mm 钻头，从而形成开式钻孔（穿过胫骨踝穴顶）。钻通胫骨干骨后端的软骨下骨（图 11-32）。

8）将铰孔杆插入胫骨的骨髓管，开端头尺寸为 8.5mm，增量为直径比首选钉子直径大 0.5 ～ 1.0mm。

9）最终通过图像增强垂直角度确定减少和校准。

10）利用夹具插入 HAN 钉（图 11-33）。

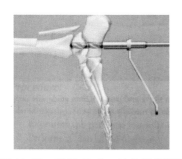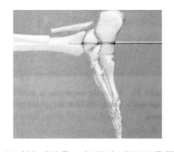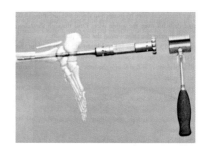

图 11-32　利用 13.0mm 钻头进行钻孔，直到触到距骨，但是应避开胫骨踝穴顶，利用 5.0mm 钻头进行钻孔，直到触到远端胫骨干骨后端的软骨下骨，从而实现球头铰杆穿过

图 11-33　利用控制锤击，插入钉子

11）在跟骨处插入 2 颗后前位螺钉，其中 1 颗螺钉有大螺旋叶片，或采用螺旋叶片，而另一颗螺钉为锁紧螺钉。

12）采用带定位销的夹具，并插入保护套管。推进套管前，在足跟处形成刺伤切口。插入导丝钩并根据图像增强器检查末端是否被推进至跟骨的前皮质。利用深度计测量螺旋叶片的深度（图 11-34）。

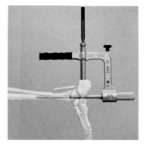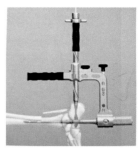

图 11-34　利用插件臂和轻的控制锤击插入螺旋叶片

13）利用轻的控制锤击，固定叶片，直到螺旋叶片的头与后皮质齐平。

14）利用夹具重复进行第 2 个远端锁紧螺钉的插入。

15）松开瞄准尺并利用控制锤击实现外压缩。将移植骨（源自腓骨）放入关节间隙中。根据跟骨螺钉程序，收紧瞄准尺，并穿过距骨丝杆导轨插入套管针，从而完成螺钉植入（图 11-35）。

16）将管端盖板插入钉子中（图 11-36）。

17）在不拉紧伤口的情况下，小心冲洗和缝合伤口（图 11-37）。

18）膝下绑扎绑带，从而固定肢体。

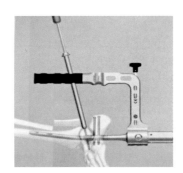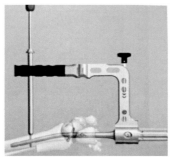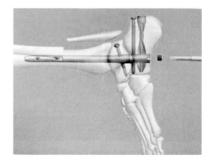

图 11-35　插入距骨锁紧螺钉和近端锁紧螺钉　　　　图 11-36　插入管端盖板

4.8　康复（图 11-38）。①保持 6 周无承重状态，从而实现融合。肢体进行膝下绑带绑扎，使用护腿 1 周。②从第 6 周开始允许承重。直到第 12 周才使用护腿。随后允许在不采用护腿的情况下实施渐进式承重。

4.9　并发症。①伤口感染；②伤口愈合延迟；③延迟愈合，不愈合；④出现弓形腿或 O 型腿的骨连接不正；⑤由于骨折和螺丝断裂导致跟骨固定失败；⑥钉子断裂。

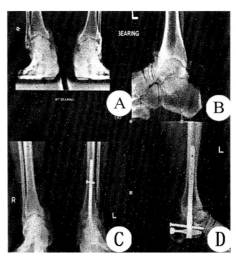

A和B：双边严重的踝关节和距下关节的关节炎以
及因快速创伤导致的后足内翻畸形
C和D：用于纠正左后足畸形的胫距、距下关节固
定术。在第18周，融合得以实现。最后在1年时
进行X射线随访

图 11-38　X 线检查

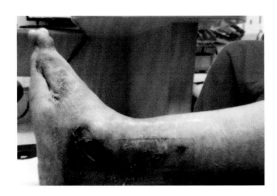

图 11-37　第 6 周时患者的 transfibular 伤口

参考文献

1. Singh N，Armstrong DG，Lipsky BA. Preventing foot ulcers in patients with diabetes. JAMA，2005，293（2）：217-228.

2. Ramsey SD，Newton K，Blough D，et al. Incidence，outcomes and cost of foot ulcers in patients with diabetes.Diabet care，1999，22（3）：382-387.

3. BorkoskySL，Roukis TS.Incidence of re-amputation following partial first ray amputation associated with diabetes mellitus and peripheral sensory neuropathy：a systematic review. Diabetic Foot Ankle，2012，3：12169.

4. MutluogluM，Sivrioglu AK，Eroglu M，et al. The implicaitons of the presence of osteomyelitis on outcomes of infected diabetic foot wounds.Scand J Inf Dis，2014，5（7）：497-503.

5. OommenAT，Mannam E，Partheebarajan S，et al. Excision arthroplasty：an effective method in the management of plantar ulcers with metatarsophalangeal joint infection in anaethetic feet.Lepr Rev，2003：74：63-67.

6. Chan YC，Morales JP，Burnand KG. Excision of metatarsal bone and metatarsophalangeal（MTP）joint in neuropathic diabetic foot ulcer. Ann R Coll Surg Engl，2007，89（4）：431-432.

7. Henry AP，Waugh W，Wood H. The use of footprints in assessing the results of operations for hallux valgus. A comparison of Keller's operation and arthrodesis. J Bone Joint Surg Br，1975，57：478-481.

8. Kim J，Dellon AL. Pain at the site of tarsal tunnel incision due to neuroma of the posterior branch of the saphenous nerve.J Am Podiatr Med Assoc，2001，91（3）：109-113.

9. SchadeVL，Kurokawa CH. Calcanectomy：A surgical treatment for pathologies affecting the calcaneus. Natl Foot Ankle Rev，2002-2003.

10. Schade VL. Partial or total calcanectomy as an alternative to below-the-knee amputation for limb salvage：a systematic review.J Am Podiatr Med Assoc，2012，102（5）：396-405.

11. Edmonds ME，Foster AVM，Sanders L. A Practical Manual of Diabetic Foot Care. Wiley-Blackwell，New Jersey，2008.

12. Brosky II TA，EiltsC. Chapter 13：Partial calcanectomy，Podiatry Institute.2009.

13. Fisher TK, Armstrong DG. Partial calcanectomy in high-risk patients with diabetics: use and utility of a "hurricane" incision approach.Eplasty, 2010, 10: e17.

14. BaumliauerJF, Fraga CJ, Gould JS, et al. Total calcanectomy for the treatment of chronic calcaneal osteomyelitis. Foot Ankle Int. 1998, 19（12）: 849-855.

15. Pons M. SI3.2Calcanectomy as a salvage procedure in extensive chronic calcaneal osteomyelitis. J Bone Joint Surg Br, 2011, 93-B: 336.

16. ZgonisT. Surgical Reconstruction of the Diabetic Foot and Ankle.Philadelphia: Lippincott Williams & Wilkins, 2012.

17. PinzurMS, Gil J, BelmaresJ. Treatment of osteomyelitis in charcot foot with single-stage resection of infection, correction of deformity, and maintenance with ring fixation. Foot Ankle Int, 2012, 33（12）: 1069-1074.

18. Roeder B, Van Gils CC, Maling S. Antibiotic beads in the treatment of diabetic pedal osteomyelitis. J Foot Ankle Surg, 2000, 39（2）: 124-130.

19. GogiaJS, Meehan JP, Cesare PE, et al. Local antibiotic therapy in osteomyelitis, SeminPlast Surg, 2009, 23（2）: 100-107.

20. LoGerfoFW, Coffman JD. Current concepts: Vascular and microvascular disease of the foot in diabetes.Implications for foot care.N Engl J Med, 1984, 311（25）: 1615-1619.

21. Seabrook GR, Edmiston CE, Schmitt DD, et al. Comparison of serum and tissue antibiotic levels in diabetes-related foot infections. Surgery, 1991, 110（4）: 671-676.

22. Calhoun JH, Klemm K, Anger DM, et al. Use of antibiotic-PMMA beads in the ischaemic foot. Orthopedics, 1994, 17（5）: 453-457.

23. Game EL. Osteomyelitis in the diabetic foot: diagnosis and management.Med Clin North Am, 2013, 97（5）: 947-956.

24. R.L. Thomas, V. Sathe, S.I. Habib, The use of intramedullary nails in tibiotalo- calcaneal arthrodesis, J Am AcadOrthop Surg. 20（1）: 1-7（2012）.

25. Pelton K, Hofer JK, Thordarson DB.Tibiotalocalcaneal arthrodesis using a dynamically locked retograde intramedullary nail. Foot Ankle Int, 2006, 27（10）: 759-763.

26. Hammett R, Hepple S, Forster B, et al.Tibiotalocalcaneal（hindfoot）arthrodesis by retrograde intramedullary nailing using a curved locking nail: the results of 52 procedures. Foot Ankle bit, 2005, 26（10）: 810-815.

27. Mader K, Pennig D, Gausepohl T, et al.Calcaneotalotibial arthrodesis with a retrograde posterior-to-anterior locked nail as a salvage proceudre for severe ankle pathology. J Bone Joint Surg Am, 2003, 85-A（suppl 4）: 123-128.

28. Millett PJ, O'Malley MJ, Tolo ET, et al.Tibiotalocalcaneal fusion with a retrograde intramedullary nail: Clinical and functional outcomes. Am J Orthop（Belle MeadNJ）, 2002, 31（9）: 531-536.

29. Niinimäki TT, Klemola TM, Leppilahti JI.Tibiotalocalcanealarthrdodesis with a compressive retrograde intramedullary nail: a report of 34 consecutive patients.Foot Ankle Int, 2007, 28（4）: 431-434.

30. Guill Jr GE. Tibiotalocalcaneal Arthrodesis. Techniques Orthopaedics, 1995, 11（3）.

31. Chou LB, Mann RA, Yaszay B, et al.Tibiotalocalcaneal arthrodesis. Foot Ankle Int, 2000, 21（10）: 804-808.

32. MendicinoRW, Catanzarid AR, SaltrickKR, et al.Tibiotalocalcaneal arthrodesis with retrograde intramedullary nailing. J Foot Ankle Surg, 2004, 43（2）: 82-86.

33. Tan DYJ, Ng SYC., K.W. Chong, et al.Tibiotalocalcaneal arthrodesis in a Singaporean Hospital. J Ortho Surg, 2013, 21（1）: 51-54.

（Aziz Nather, Julia Cheong Ling Yu, Andrew Hong ChoonChiet）

第十二章

小截肢

糖尿病患者必须每年进行足部早期筛查，从而防止出现足部并发症，原因是神经性足部溃疡通常会导致肢体缺失（大截肢术）。一旦糖尿病足并发症出现，应尽早到已经建立 MDT 治疗的医院就诊。早期有效的治疗旨在仅实施小截肢术或尽可能少的手术来保肢。

然而，在现有文献中对成功或失败糖尿病保肢的定义以及小（远端）截肢和大（近端）截肢的定义仍存在争议。Izumi 等指定 Symes 截肢为大的截肢，而 Evans 等在对比前足和中段截肢与膝下截肢时并未将 Symes 纳入其研究中。

表 12-1 糖尿病足手术的分类

截肢平面	小（远端）截肢	大（近端）截肢
前足	趾关节切断术 射线 经跖	
足中段	经跖骨截肢 Chopart 截肢	
后足	Syme Boyd 改良的 Pirogoff	
经胫骨		膝下
穿膝		经膝
经股动脉		膝上
髋关节		髋关节离断术

根据现有文献，Nather 和 Wong 对比大（近端）截肢，提出了小（远端）截肢的定义（表 12-1）。

术语"成功"和"失败"保肢仍需要进一步定义。治疗糖尿病足伤口的 ASEAN Plus 专家小组论坛于 2012 年 11 月 10 日在新加坡举行，笔者担任主席。该论坛制定了治疗糖尿病足伤口的临床实践指南。在该指南中，Syme 或改良的 Pirogoff 截肢术被认定为"成功"保肢。工作组由来自印度尼西亚、马来西亚、菲律宾、新加坡、斯里兰卡和泰国的专家组成。

出现糖尿病足并发症的患者首次截肢首选小（远端）截肢。小截肢可实现胫骨承重，且死亡率显著降低。Izumi 等报道死亡率有很大不同，接受大截肢术的患者的风险率是接受（趾）列切除术患者的 1.6 倍。Evans 等发现接受小截肢术患者中的 80% 在 2 年后仍在世，且 73% 保有下肢，而 64% 保有完全行动能力。另一方面，在膝下截肢组中，2 年里 52% 的患者死亡，仅 64% 的患者在借助义肢的情况下可行走。Svensson 等在针对 410 例接受小截肢术患者的研究中发现几乎 2/3 的患者实现了保肢。

选择实施小截肢术时，我们必须考虑以下因素：

（1）此截肢手术是否会导致已知的并发症？不应实施趾关节切断术（通过 MTPJ），原因是趾关节脱落需要进行重复手术。且通常无法彻底消除感染。相反，推荐采用（趾）列切除术。

（2）截肢是否能实现保肢？笔者认为远端截肢，如（趾）列切除术、经距骨截肢术、Lisfrancs、Choparts 和 Pirogoff 能实现"成功保肢"。接受（趾）列切除术的患者可以正常穿鞋。接受经距骨截肢术、Lisfrancs、Choparts 和 Pirogoff 的患者可以穿特制的能末端承重的鞋子。

同样地，Symes 也能实现保肢。Symes 被认定为实现了"保肢"，原因是患者可穿上特制的 Symes 鞋，残肢也是末端承重。

（3）截肢是否常引发不良后果？对于糖尿病足手术，一般不实施通过踝关节的截肢（Symes、Boyds 或 Pirogoff），原因是此类截肢常导致不良后果。

参考文献

1. NatherA, Chionh SB, Tay PL, et al. Foot screening for diabetics.AnnAcad MedSingapore, 2010, 39（6）：472-475.

2. Nather A, Siok Bee C, Keng Lin W, et al. Value of team approach combined with clinical pathway for diabetic foot problems: a clinical evaluation.Diabet Foot Ankle, 2010, 1: 5731.

3. NatherA, eds. The Diabetic Foot.London: World Scientific Publishing, 2013: 629-652.

4. Izumi Y, Satterfield K, Lee S, et al. Mortality of first-time amputees in diabetics: a 10-year observation.Diabet Res Clin Pract, 2009, 83（1）: 126-131.

5. Evans KK, Attinger CE, Al-Attar A, et al. The importance of limb preservation in the diabetic population. J Diabet Complications, 2011, 25（4）: 227-231.

6. SvenssonH, Apelqvist J, Larsson J, et al. Minor amputation in patients with diabetes mellitus and severe foot ulcers achieves good outcomes. J Wound Care, 2011, 20（6）: 261-262, 264, 266.

（Aziz Nather，Rachel Teo Yi Lin）

第十三章

（趾）列切除术

1. 简介

定义：穿过跖骨的趾截肢。（趾）列切除术可以是开放性的或闭合性的（图 13-1）。

（趾）列切除术是针对糖尿病足实施的最常见的截肢术。2014 年 Wong 等报道针对 150 例出现糖尿病足问题的患者行（趾）列切除术的成功率为 70%。根据感染的严重程度，可能需要进行 1 次或多次（趾）列切除术（图 13-2）。然而，若采用单（趾）列切除术或需要进行多（趾）列切除术，则通常会实施经跖骨截肢术。这样便可以保持足的生物力学平衡。

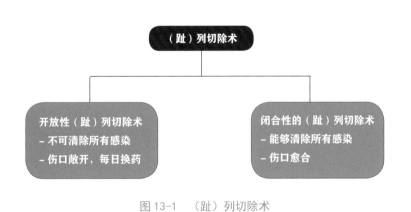

图 13-1　（趾）列切除术

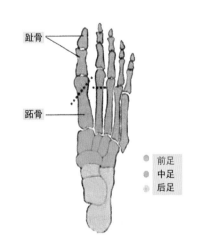

图 13-2　一次（趾）列切除术的斜行截骨术和二次（趾）列切除术切除的水平截骨术

2. 手术指征

- 脚趾湿或干的坏疽
- 跖骨头或近端趾骨的骨髓炎
- MTPJ 引种的脓毒性关节炎
- 脚趾的严重感染
- 可触知足背动脉或胫后脉搏
- 趾肱指数 $\geqslant 0.7$

3. 术前准备

- 白细胞计数（WBC）、红细胞沉降率（ESR）和 C －反应蛋白（CRP）
- 尿素和电解质
- 糖化血红蛋白
- 胸部 X 线（CXR）、心电图（ECG）
- 血红蛋白＞10g/dL，以便为伤口愈合提供氧气
- 白蛋白水平＞38g/L，以便为伤口愈合提供营养
- 在手术前停止使用所有抗凝剂（Plaxin 和阿司匹林）
- 对曾出现急性心肌梗死（AMI）或患有缺血性心脏病（IHD）的患者进行心脏评估缺血性心脏病（IHD）
- 告知患者手术死亡率风险（表 13-1）和伤口愈合的可能性（表 13-2）
- 向患者解释所有潜在的麻醉和手术对患者风险
- 讨论二次手术的风险（风险：10%～20%）。①（趾）列切除术的修正：跖骨残肢残留的感染。②相邻趾的（趾）列切除术：感染已牵连相邻跖骨或 MTPJ
- 讨论更近端截肢的风险（风险：10%～20%）。①经跖骨水平截骨；②跗横关节水平截骨；③跟骨水平截骨

表 13-1 死亡风险（基于射血分数结果）	
心脏射血分数	死亡率风险
55%～70%	常规
40%～55%	低风险
35%～39%	中度风险
＜35%	高风险

表 13-2 伤口愈合的可能性	
愈合潜力	伤口愈合的可能性
好	＞70%
一般	51%～69%
差	≤50%

4. 麻醉

根据风险性选择全麻或者局麻（腰麻或神经阻滞）。

5. 体位

仰卧位，患肢用沙袋垫高。

6. 手术方法

6.1 第 2（趾）列切除术。第 3 和第 4（趾）列切除术的程序类似。

1）在大腿处绑上止血带，手术前向其充气。

2）标记皮瓣。

3）标记椭圆形切口，从第 2 个跖骨背部 B 点（第 1、第 2 趾间中心），延伸至 A 点（截骨的预期水平）。制作类似的椭圆形切口，从背部 C 点（第 2、第 3 趾间中心），延伸至 A 点。在足底（图 13-3）再做小椭圆形切口（BA 和 CA）。

4）切除中间（BA）和外侧（CA）皮瓣直至骨头上的深筋膜（图 13-4）

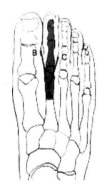
图 13-3 第 2（趾）列切除术（BA 和 CA）的椭圆形

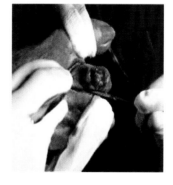
图 13-4 切皮瓣时，需深入到深筋膜切口 A（第 2 个跖骨的截骨术水平）

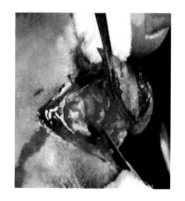
图 13-5 跖趾关节处的离断

5）从跖趾关节处离断趾（图 13-5，图 13-6）。离断趾送检进行细菌培养和药敏试验。

6）手术前用生理盐水冲洗伤口，更换手套并选择的手术刀。

7）延伸切口，从而暴露跖骨的远部。使用小 Hohmann 牵开器，收回软组织和皮瓣，从而露出第 2 个跖骨。利用小摆锯截去 A 点——通常位于远端和中端的交叉点处的跖骨（跖骨的 1/3）。

8）切除远端跖骨（图 13-7）。碎骨片送检，以便进行细菌培养和敏感测定。使用碎骨钳，咬除剩下的骨端和磨平边缘。查看伤口边缘出血情况是否良好。如果不，则需进行边缘清创。

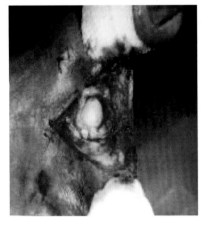
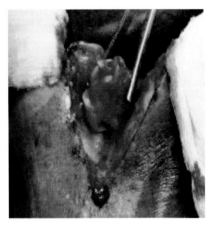
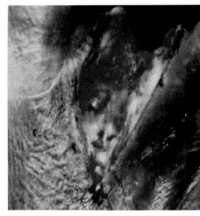

图 13-6 已丢弃了受感染的脚趾   图 13-7 针对第 2 个跖骨末端的切除术

9）用过氧化氢溶液冲洗伤口，随后再用生理盐水冲洗伤口。

10）松开止血带，确切止血。若进行切除，查看足背动脉和结扎出血点。

11）若彻底清除受感染的组织，进行一期缝合（图 13-8）。用 3-0 普理灵缝线进行间断垂直褥式缝合，从而固定皮肤边缘。

12）若存在感染风险，令伤口敞开，并敷上藻酸盐等敷料。

13）敷上纱布和脱脂棉用绉布绷带绑住敷料。

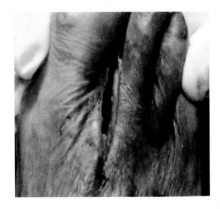
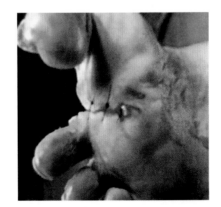

图 13-8 关闭伤口

7. 末端（趾）列切除术 [第 1（趾）列切除术]

1）标记背侧皮瓣。从 A 点（第 1 趾间中心）向第 1 个跖骨侧边（截骨水平）延伸（图 13-9）。

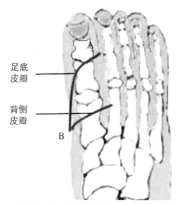

足底皮瓣

背侧皮瓣

图 13-9　第 1 跖列椭圆切口

2）标记稍长的足底皮瓣，尽可能多的保留足底皮肤。这使得截肢后更大的足底皮瓣覆盖截趾伤口。

3）平行于皮瓣，对第 1 跖骨斜行截骨。

4）咬除剩余的跖骨，锉平边缘。

5）基于类似的皮瓣和程序实施第 5（趾）列切除术。

8. 术后注意

①高危患者进行重症监护。

②每小时查看 1 次参数（血压、心率和呼吸率），持续 24 小时。

③针对普通病房的患者，每 4 小时查看 1 次参数（血压、心率和呼吸率），持续 24 小时。

④查看术后第 1 天的手术后血红蛋白。若 Hb ＜ 10g/dL，进行输血。

⑤监控血糖变化。

⑥检查术后第 3 天的伤口。

⑦继续静脉注射抗菌药物，直到伤口愈合。

⑧术后第 14 ～第 21 天拆除缝线。

⑨非负重条件锻炼

9. 并发症

①伤口感染；②跖骨残肢发生骨髓炎；③相邻肢芽跖趾关节的脓毒性关节炎。

> **学习重点：**
>
> · （趾）列切除术时，必须触及远端脚脉动
> · 脚趾肱指数≥ 0.7
> · 长足底皮瓣和短足底皮瓣对于末端（趾）列切除术有用。
> · 截去间接平行于皮瓣的跖骨。
> · 若能消除所有感染，实施闭合性（趾）列切除术
> · 若存在残留感染风险，实施开放性（趾）列切除术

参考文献

1. Sixth International Symposium on the Diabetic Foot in Noordwijkerhout. Netherlands，2011.

2. PendseyS. Diabetic foot：a clinical atlas.2003.

3. PendseyS. Contemporary management of the diabetic foot.2014.

（Aziz Nather，Rachel Teo Yi Lin）

第十四章

经跖骨截肢术

1. 简介

定义：穿过跖骨的所有 5 个脚趾截肢。

对于糖尿病足手术，经跖骨截肢术是相对常见的截趾术。McKittrick 等报道在 1949 年实施该术式后患者愈合率为 72%，而 McCallum 等 2012 年报道的愈合率为 91.6%。在 2013 年的研究（1205 例患者参与）中，Obrien 等报道愈合率为 73.6%。

应该针对康复潜力良好的患者实施经跖骨截肢术。与大截肢术，如 BKA 和 AKA 相比，经跖骨截肢术可实现承重，且死亡率更低（30 天的手术死亡率为 3%）。

进行经跖骨截肢术时，5 趾都被切断（图 14-1），导致步态发生改变，患者将在没有前足部的情况下移动。

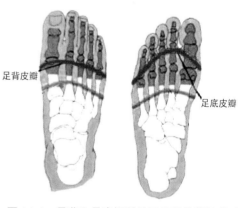

足背皮瓣

足底皮瓣

图 14-1　足背和足底视图显示经跖骨截肢术时切除的骨头（阴影部分）以及足背和足底皮瓣

2. 外科解剖学

图 14-2 显示了经跖骨截肢术时足的横截面解剖图。

（1）骨骼。跖骨（图 14-3）。

（2）血管。图 14-4 和图 14-5 显示了足的血管分布。

（3）肌腱。图 14-6 和图 14-7 显示了足的肌腱。前段（图 14-6）：趾长伸肌、拇长伸肌、趾短伸肌；后部（图14-7）：趾长屈肌；拇短屈肌。

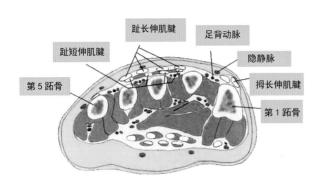

图 14-2　经跖骨截肢术时足的横截面

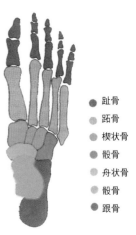

图 14-3　经跖骨截肢术

趾骨
跖骨
楔状骨
骰骨
舟状骨
骰骨
跟骨

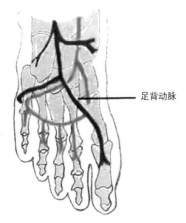

图 14-4　足部动脉

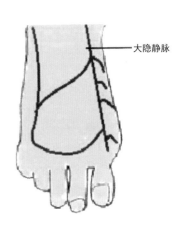

图 14-5　足部静脉

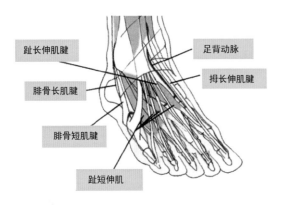

图 14-6　足部伸肌腱

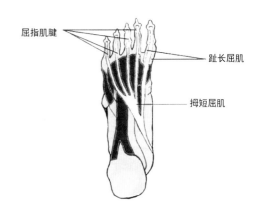

图 14-7　足部屈肌腱

3. 手术指征

前足湿或干的坏疽（图 14-8）；前足感染；可触知足背动脉；踝肱指数 ≥ 0.8；趾肱指数 ≥ 0.7。

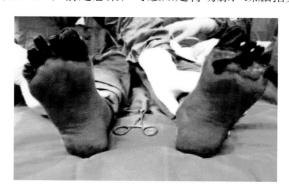

图 14-8　术前照片显示双边前足湿性坏疽

4. 术前准备

与（趾）列切除术相同。

5. 麻醉

与（趾）列切除术相同。

6. 患者体位

与（趾）列切除术相同。

7. 手术方法

1）在大腿处绑上止血带，手术前向其充气。

2）标记皮瓣背侧皮瓣应比足底皮瓣短（图 14-9 和图 14-10）。

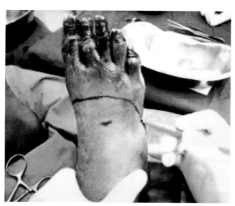

图 14-9　标记背侧皮瓣

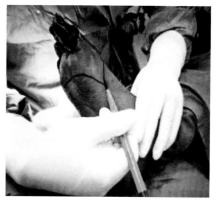

图 14-10　标记足底皮瓣

3）切除皮瓣，深入至深筋膜（图 14-11）。

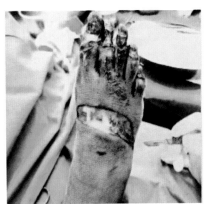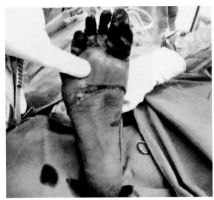

图 14-11　切下背部和足底皮瓣，深入深筋膜

4）确定隐静脉位置（第 1 和第 2 个跖骨之间，第 1、第 2 趾间）。夹住、分开和结扎。

5）确定足背动脉 - 深入与隐静脉相同的背部血管网中。夹住、分开和结扎。

6）分开与切口在一条线上的伸肌腱（拇长伸肌、趾长伸肌和趾短伸肌）。

7）分开与切口在一条线上的屈肌腱（拇短屈肌和趾长屈肌）。

8）采用小摆锯切下曲线凸形（从第 1 个跖骨到第 5 个跖骨）中的跖骨骨体（图 14-12），凸面在第 2 和第 3 个跖骨上（图 14-13）。确保锯子不会损坏后部皮瓣的软组织。

9）切下前足。

10）拉伸和横切屈指和伸指肌腱。允许屈指和伸指肌腱缩回（图 14-14）。

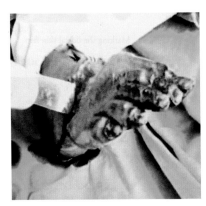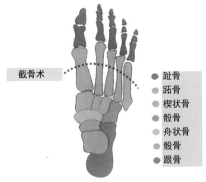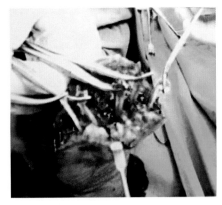

图 14-12　用摆锯切下跖骨　　图 14-13　针对所有 5 跖骨开展的截骨术的曲线　　图 14-14　屈肌和伸指肌腱的拉伸和分裂

11）松开止血带，确切止血。生理盐水冲洗残端（图 14-15）。

12）横向放置引流管，丝线缝合固定（图 14-16）

13）将深筋膜与可吸收聚乙丙交酯缝合线相连。首先中间缝合一针，以便使足底皮瓣的中心与背侧皮瓣的中心并列。随后在定位针的两旁缝上间断缝合 3 ～ 4 针（图 14-16）。接下来，用 3-0 缝线依次间断垂直褥式缝合，从定位针开始，另皮肤边缘两两相对（图 14-17）。

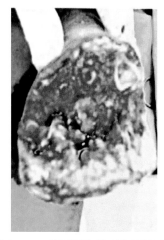

图 14-15　用射灌洗器冲洗后留下的经跗骨（截肢术残肢）

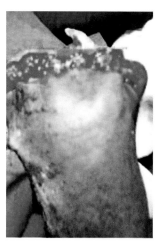

图 14-16　带有引流管和可吸收聚乙丙交酯（缝合线残肢）

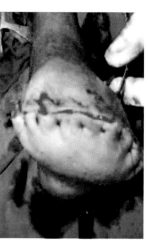

图 14-17　通过 3-0 缝合缝合实现伤口闭合

14）敷上油纱（图 14-18）、纱布和脱脂棉。使用 4 英寸的绉布绷带（图 14-19）绑扎。在绑带上缠上弹力织物。

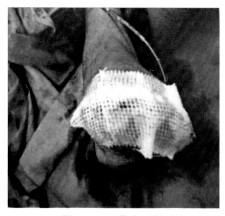

图 14-18　敷上油纱

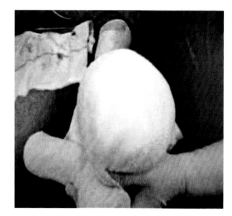

图 14-19　用绷带包扎残肢

8. 术后指标

与（趾）列切除术相同。

9. 并发症

经跖骨截肢术后，很少出现并发症。Anthony 等报道接受经跖骨截肢术的患者中 82% 需要接受进一步手术，原因是出现了术后并发症。Pollard 等报道说患者中的 32% 需要接受更近端截肢。

并发症包括：一期愈合延迟；一期愈合失败；残肢趾面溃疡或疼痛；远侧残肢溃疡。

参考文献

1. McKittrick LS，McKittrickJB，RisleyTS. Transmetatarsalamputation for infection of gangrene in patients with diabetes mellitus. Ann Surg，1949，130（4）：826-840.

2. McCallum R，Tagoe M. Transmetatarsal amputation：a case series and review of the listerature. JAging Res，2012，2012：79218.

3. O'BrienPJ，Cox MW，Shortell CK，et al. Risk factors for early failure of surgical amputations：an analysis of 8878 isolated lower extremity amputation procedures. J AmColl Surg，2013，216（4）：836-842.

4. Landry GJ，Silverman DA，Liem TK，et al. Predictors of healing and functional outcome following transmetatarsal amputations. Arch Surg，2011，146（9）：1005-1009.

5. GeroulakosG，May AR. Transmetatarsal amputation in patients with peripheral vascular disease. Eur J Vase Surg，1991，5（6）：655-658.

6. Anthony T，Roberts J，Modrall JG，et al.Transmetatarsal amputation：assessment of current selection criteria. Am J Surg，2006，192（5）：e8-e11.

7. Pollard J，Hamilton GA，Rush SM，et al. Mortality and morbidity after transmetatarsal amputation：retrospective review of 101 cases. J Foot Ankle Surg，2006，45（2）：91-97.

8. KitaokaHB. Master techniques in orthopaedic surgery：the foot and ankle.2002.

（Aziz Nather，Rachel Teo Yi Lin）

第十五章

足中段截肢

1. 简介

Lisfranc 关节切断术指的是切除跗跖关节。跗横关节切断术指的是切除距骨舟骨和跟骰关节（图 15-1）。目前很少对糖尿病足患者实施上述截肢术，原因是失败率太高。Elsharawy 针对出现糖尿病性坏疽的 32 例患者的足中段截肢展开的队列研究表明，27% 的患者伤口愈合情况不佳，导致需要实施膝下截肢。仅 67% 的患者成功保肢，在 Brown 等开展的研究中，出现糖尿病足溃疡的患者接受跗横关节切断术后，其 5 年死亡率为 36%。再次截肢率为 60%。

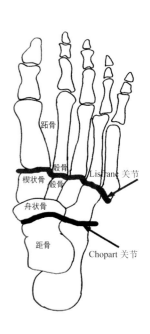

然而，Early 开展的研究表明如果能选择更合适的患者和手术方式，Lisfranc 和 Chopart 截肢可实现保肢。对于患者而言，Lisfranc 或 Chopart 截肢具有保留行走能力的优势。然而，马蹄足挛缩是 Chopart 截肢后可能出现的非常可怕的并发症。

2. 足中段的解剖

足中段包括踝关节前部的跗骨（图 15-2），其中又包括内侧的舟状骨和楔状骨以及外侧的骰骨。

3. 跖跗关节截肢

3.1 解剖。

（1）足冠状横截面：Lisfranc 截肢。这一横截面显示了外科医师会遇到的 Lisfranc 关节上的重要解剖结构（图 15-3）。

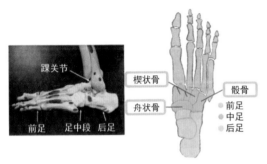

图 15-2 足中段的骨性解剖

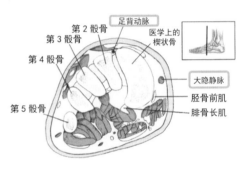

图 15-3 足横断面（冠状位）

（2）骨骼。远端一排跗骨（3 个楔状骨和骰骨）通过 5 个跖骨实现关节连接，从而形成跗跖骨关节。这些弧形平面关节也成为 Lisfranc 关节（图 15-4）。Lisfranc 截肢是截去平面上的部分。

（3）肌肉和肌腱（图 15-5）。胫骨前肌和后肌以及腓骨短肌和长肌的附着点情况如表 15-1 所示。踝关节的背伸肌：胫骨前肌、趾长伸肌及拇长伸肌。踝关节的跖屈肌：胫骨后肌、趾长屈肌及拇长屈肌。

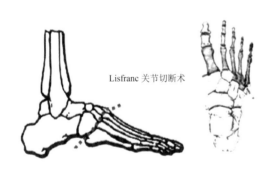

图 15-4 经 Lisfranc 关节截肢

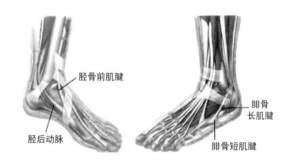

图 15-5 足部解剖图（内侧和外侧），突出显示主要肌腱

表 15-1 肌腱的附着点

肌腱	附着点
胫骨前肌	内侧楔状骨和第 1 跖骨的基部
胫骨后肌	舟骨和内侧楔状骨
腓骨长肌	内侧楔状骨和第 1 跖骨的基部
腓骨短肌	第 5 跖骨的基部

（4）血管（表15-2）。

表15-2　足部血管位置

血管	位置
足背动脉	起源于踝关节前部，胫骨前动脉。终止于第1跖间间隙的近端，在那里其分裂成第1跖背动脉和足底深动脉
足底外侧动脉	通过斜侧区，并前往第5跖骨的基部
	向内侧转至第1和第2跖骨基部之间的间隙，在这里其与足背动脉的深足底分支相结合
	穿过跟骨和展肌之间的外侧区，随后穿过屈趾短肌和足底方肌之间的外侧区
足底中部动脉	首先位于展肌上方，随后位于展肌和屈趾短肌之间，供给两者血运
	在第1跖骨的基部，动脉沿着第1趾的内侧缘延伸，并与第1跖背动脉连通

3.2　机制：平衡肌肉力量。由于胫骨前肌、趾长伸肌和腓骨长肌肌腱被切除，踝关节失去了大量的背伸肌，强有力的跟腱无法实现平衡，导致马蹄内翻足畸形。平衡过程包括：①附着于第5跖骨底的腓骨短肌和第3腓骨肌，与胫后肌行成拮抗，维持足部平衡；②实施经皮跟腱延长术；③在足中间或略向背侧屈曲位置绑扎绑带；④将胫前肌腱转移至距骨颈，从而削弱这一逆变，防止后期出现内翻畸形。

3.3　患者体位。与（趾）列切除术相同。

3.4　手术方法。

1）对于背侧皮瓣，在近第3跖骨上方形成横切口。切割皮肤，深入至皮下组织（图15-6）。

2）设计长足底皮瓣（肌皮瓣），从而使皮瓣能够从背侧包裹住切除的距骨。

3）结扎并分开足背动脉的末端分支。

4）弯曲前足，切除胫骨前肌、趾长伸肌和拇长屈肌。

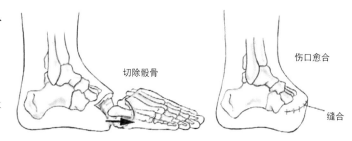

切除骰骨　　伤口愈合　　缝合

图15-6　Lisfranc 截肢外科手术

5）从跗骨的侧边开始，用小刀切除 Lisfranc 关节 - 跗跖关节的关节囊，保护第5跖骨的基部，同时保留腓骨短肌的附着物，使跗骨关节从楔状骨和骰骨处脱落。

6）在足底的一面，确定、结扎和分开足底内侧动脉的末端分支，使足向背侧屈曲，并切除表面和深部屈肌腱（通过 Lisfranc 关节）。

7）行胫骨前肌转移。

8）松开止血带并小心止血。

9）通过跗骨上的钻孔将足底皮瓣固定在跗骨上。

10）通过 4-0 尼龙缝合使皮瓣并列。

11）查看足部是否出现马蹄足挛缩、膝关节屈伸障碍。实施经皮跟腱延长术。

12）将纱布和脱脂棉敷在残肢上，用纱布块包裹足跟。

13）绑扎石膏绷带，保持残肢中立或位于略背屈位置。

3.5 矫正法。①聚乙烯无孔泡棉内衬的踝关节矫形器（图15-7）；②带有踝关节矫形器的传统鞋。

3.6 并发症。①早期伤口裂开；②残肢的内翻畸形引发外侧足部溃疡；③踝关节脊屈肌失去功能后引发严重跟腱炎，导致的残肢马蹄足畸形。

4. Chopart 截肢

4.1 解剖。

（1）足的冠状横截面：Chopart 截肢。这一横截面显示了外科医师会遇到的 Chopart 关节上的重要解剖结构（图15-8）。

（2）骨骼 . 距骨－舟骨关节由后方距骨头部和前部舟状骨之间的关节组成。位于跟骨－骰骨关节后方，在后方跟骨和前部骰骨之间。距骨－舟骨关节以及跟骨－骰骨关节共同构成了 Chopart 关节（图15-9）。Chopart 截肢是对该关节的切除。

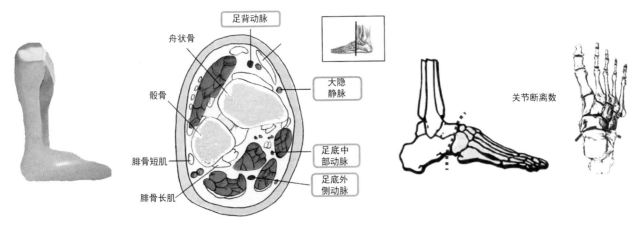

图 15-7 踝关节矫形器   图 15-8 足横断面（冠状位）   图 15-9 经 Chopart 关节的截肢

（3）肌肉。①踝关节的背伸肌：胫骨前肌、趾长伸肌及拇长伸肌。②踝关节的跖屈肌：胫骨后肌、趾长屈肌及拇长屈肌。

（4）血管。足背动脉、足底外侧动脉及足底中部动脉。

4.2　原则：平衡肌肉力量。在 Chopart 关节脱落时，所有踝关节背伸肌都被分开。严重的马蹄足畸形可能是由于未控制小腿三头肌动作导致。实施手术时平衡跟腱以避免马蹄内翻或挛缩是必要的一步。平衡过程包括：①通过经皮穿刺技术或 Z 成形术延长跟腱；②延长跟腱和／或胫骨前肌转移；③转移胫骨前肌腱，使之接近距骨，同时转移腓骨短肌腱，使之接近跟骨前突，以提供对抗马蹄足的动力。

4.3　患者体位。与（趾）列切除术相同。

4.4　手术方法。

1）在距舟关节背部和远侧形成横切口（图 15-10）。

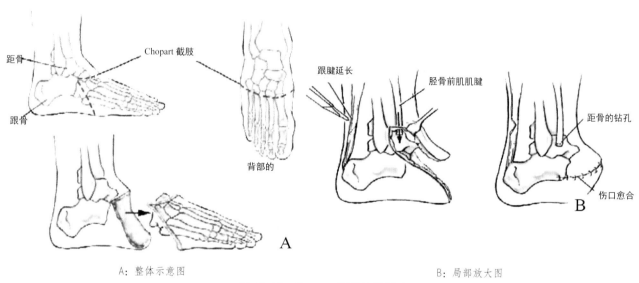

图 15-10　Chopart 截肢外科手术

2）形成更大的足底皮瓣，以便充分覆盖剩下的残肢。

3）找到足背动脉，结扎和游离动脉。

4）间接分开距舟关节的关节囊，并放开后部胫骨肌腱。让肌腱穿过小腿骨间膜，并将其重新接在距骨颈上（通过缝合或钻孔）。

胫骨前肌转移

5）在足底一面，通过软组织旋转套将胫骨前肌和跗舟骨分离，最好是骨膜（图 15-10B）。距骨颈部和头部形成倾斜式钻孔（从背外侧到足底内侧）。为肌腱规定路线（通过骨道），并将肌腱和肌腱或软组织缝合（当肌腱从骨道退出时）（图 15-11）。

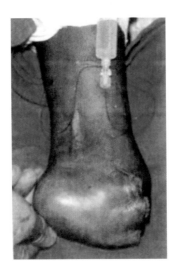

图 15-11　Chopart 截肢术能够成功将胫骨前肌转移到距骨颈

（来源：Chou LB, et al, 2012）

6）胫后肌腱和拇长屈肌以及短肌腱的划分。

7）进行胫后动脉的定位、结扎和分离。确保通过足够的软组织维护皮瓣，从而保证皮瓣尽可能的厚，以防止皮肤丧失活力。

8）若距骨头部突出，利用摆锯切除这一部分骨头（斜切），调整刀片角度为 30°。

9）松开止血带，确认止血。

10）实施肌肉固定术。在远距骨和剩余骰骨上钻孔。通过 0 号不可吸收缝合线将距筋膜固定在背部残留骨头上。通过 3-0 号可吸收缝合线使皮下组织紧靠，并通过 4-0 号尼龙线缝合修补皮肤。

11）尽可能确保能够按照背屈的方式在残肢中添加悬臂板。

4.5　矫形器 / 假体。①聚丙烯固体踝足矫形器，泡沫填充。②带有踝关节矫形器的传统鞋

4.6　并发症。①马蹄足挛缩。②渐进式马蹄内翻或畸形。③足底溃疡。

参考文献

1. ElsharawyMA. Outcome of midfoot amputations in diabetic gangrene. Ann Vase Surg，2011，25（6）：778-782.

2. Brown ML，Tang W，Patel A，et al. Partial foot amputation in patients with diabetic foot ulcers. Foot Ankle Int，2012，33（9）：707-716.

3. Early JS. Transmetatarsal and midfoot amputations. Clin Orthop. Relat. Res，1999，361 85-90.

4. Greene WB，Cary JM. Partial foot amputations in children：a comparison of the several types with the Syme amputation. J Bone Joint Surg Am，1982，64A：438-443.

5. Heim M. A new orthotic device for Chopart amputees.Orthop Rev，1994，23（3）：249-252.

6. Blanc CH，BorensO. Amputations of the lower limb—an overview on technical aspects. Acta ChirBelg，2004，104（4）：388-392.

7. Edmonds ME，Foster AVM，Sanders LJ. Surgical approach to the diabetic foot//A Practical Manual of Diabetic Foot Care（2n Edition）. Oxford：Blackwell Publishing，2008：229-272.

8. Chou LB，Temple HT，Ho Y，et al. Foot and ankle amputations：Lisfranc/Chopart//BickelsJ，Malawer MM，Wittig JC，eds.Operative techniques in orthopaedic surgical oncology.Philadelphia：LippincottWilliams & Wilkins，2012.

9. Bowker JH. Partial foot amputations and disarticulations：surgical aspects. J ProsthetOrthot，2007，19（3S）：62-76.

10. Napolitano C，Zmuda A，Sage RA，et al. Amputations and rehabilitation//VevesA，Giurini JM，LoGerfoFW，eds. The diabetic foot：medical and surgical management（3rd Edition）.Springer：Science&Business MediaLLC，2012：363-389.

11. Brodsky JW，Saltzman CL. Amputations of the foot and ankle// Coughlin MJ，Saltzman CL，Mann RA，eds. Mannssurgery of the foot and ankle（9th Edition）.Philadelphia：Elsevier Health Sciences，2014：1481-1506.

（Aziz Nather，Ma Qian Hui）

第十六章

改良的 Pirogoff 截肢

1. 简介

学者们提倡对创伤患者进行 Syme 截肢术，如果严格遵从适应证选择标准，其能够对糖尿病足感染患者产生良好的结果。Syme 截肢术对胫后脉搏薄弱且 ABI > 0.5 的患者治疗效果明显。

Syme 截肢术有一些缺点，其中包括（表 16-1）：①因软组织与新生骨的粘附性差导致后跟皮瓣不稳定；②因切除跟骨导致皮瓣血行阻断；③由于整个跟骨已被切除，产生了显著的肢体长度差异（4～5 厘米），从而使赤足走路变得很困难。

Boyd 手术和 Pirogoff 截肢术的效果比 Syme 截肢术的效果要好（表 16-1）。与 Syme 截肢术相比，其优势包括：①胫骨 - 跟骨融合使得皮瓣更加稳定；②由于没有解剖跟骨，降低了皮瓣血运阻断；③肢体长度差异不明显（2～3 厘米）。

表 16-1　Syme 截肢术、Boyd 手术及改良的 Pirogoff 切除术对比

	Syme	Boyd	改良的 Pirogoff（Langeveld、den Bakker Nather）
截肢技术 （红色虚线表示皮肤切口，黄色虚线区域表示移除的骨骼）			
腿长不等	4～5cm	2～3cm	2～3cm
所需的后跟皮瓣长度	短	长	短

续　表

	Syme	Boyd	改良的 Pirogoff（Langeveld、den Bakker Nather）
残肢稳定性	松软的残肢 （骨骼上的软组织）	稳定的残肢 （胫骨－跟骨融合）	稳定的残肢 （胫骨－跟骨融合）
残肢愈合	脚后跟皮瓣血运阻断——愈合差	没有出现脚后跟皮瓣血运阻断——愈合好	没有出现脚后跟皮瓣血运阻断——愈合好

胫骨－跟骨融合后承重残肢稳定性良好，额外的长度使得患者易于走路且不需假体。此外，在这些截肢术中保留了一部分的外踝与内踝，这样更易于安装假体。假体摩擦小，而且比 Syme 假体更加稳定。

在 Taniguchi 等的研究中，对 11 例患者（12 个踝关节）进行了原始的 Pirogoff 切断术，血管疾病患者疗效较差。研究人员对原来的 Pirogoff 截肢术进行改良以改善效果和减少并发症的发生风险。之前的截骨角度为 90°，改良的术式建议调整为 60°～70°，这样可更好地将足跟肉垫置于称重轴中心（图 16-1）。

新型的技术使用了外固定支架、Ilizarov 外架与双空心髋螺钉等固定方法来促进伤口的治愈。

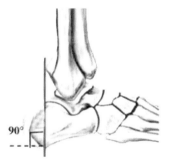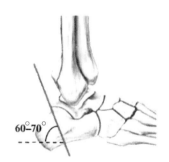

A：Pirogoff NI（1854）

B：Langeveld AR，等（2010）：70°；den Bakker FM，等（2010）和 Nather A，等（2014）：60°

图 16-1　原始的 Pirogoff 切断术与改良的 Pirogoff 截肢术的截骨线。

2. 解剖

2.1　足的冠状横截面：Pirogoff 截肢。这一横截面显示了外科医师会遇到的这种截肢上的重要解剖结构（图 16-2）。

2.2　骨骼。踝骨的近侧列包括上方的距骨与下方的跟骨（图 16-3）。跟骨构成了跟骨结节，即跟腱附着点。

2.3　血管：胫后动脉。Pirogoff 截肢术需要一个完整的足跟肉垫及一个未受损伤的胫后神经血管束，还需要胫后动脉以确保伤口愈合。手术期间对胫后动脉造成的损伤将会失去进行供血的足跟皮瓣。

足跟皮肤的供血主要来源于腓动脉的跟骨外支与外部足底的跟骨内支（图16-4）。在结扎足背动脉（16-4）与大隐静脉（图16-5）时应特别注意。

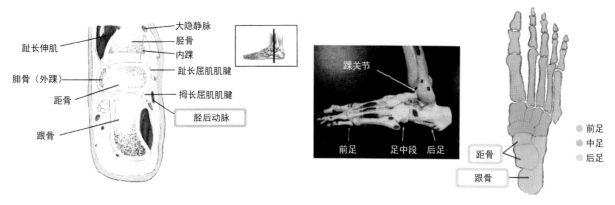

图 16-2　足横断面（冠状位）　　　　　　　　　　图 16-3　足部的骨性解剖结构

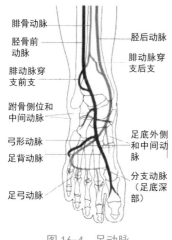

图 16-4　足动脉

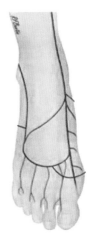

图 16-5 足静脉

2.4　肌肉。①足部的背面（图16-6A）：拇长伸肌和短伸肌；趾长伸肌和短伸肌。②脚掌（图16-6B）：拇长屈肌和短屈肌、趾长屈肌和短屈肌。

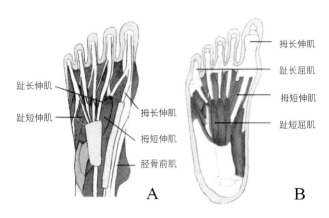

A：足部的伸肌（背侧）　　B：足部的屈肌（足底）

图 16-6　肌肉

3. 手术指征

①前足湿或干的坏疽；②前足感染；③胫后脉搏；④踝肱指数 ≥ 0.8；⑤趾肱指数 ≥ 0.7；⑥血清白蛋白水平 > 2.5g/dL。

4. 禁忌证

4.1　绝对禁忌证。①瘢痕累累或跟骨和／或足跟肉垫被损坏；②下胫骨与跟骨出现 OM；③足跟区域恶性肿瘤；④软组织与跟部的供血不足。

4.2　相对禁忌。①不受控制的糖尿病；②严重的关节病；③神经病变；④吸烟。

5. 术前准备

与（趾）列切除术相同。

6. 麻醉

与（趾）列切除术相同。

7. 患者体位

与（趾）列切除术相似

8. 手术方法（图 16-7 ~ 图 16-23）

1）标记前皮瓣与后皮瓣。向下切割皮瓣至深筋膜（图 16-7）

2）在内 u 侧，分割并结扎长隐静脉（图 16-8）。

3）夹紧、分开并结扎足背动脉（图 16-9）。

4）沿着切口线切割伸指肌腱（拇长伸肌、屈趾长肌与屈趾短肌）。在脚部的外侧，切割腓骨短肌与肌腱（图 16-10）。

5）将脚部置于马蹄足位置。切割前囊膜，露出胫骨与距骨的关节面。在内侧，切割内侧韧带，注意不要损伤胫后动脉。在外侧，切割跟腓韧带（图 16-11）。

6）使用骨钩向外向下拉距骨并从跟骨中对距骨解剖（图 16-12）。

7）切除距骨（图 16-13）。

8）识别跟骨与骰骨的连接位置。在脚部的外侧切割。露出骰骨的跟骨的关节面（图 16-14）。

9）加深脚底的切口。切断屈肌腱（图 16-15）。

10）切割脚部的远端部分，将跟骨留在足底皮瓣中。

11）露出跟骨的前距关节面、中距关节面与后距关节面（图 16-16）。

12）使用摆锯，对跟骨进行截骨，位于前距关节面后方（线 CD）（图 16-17A）。跟骨 1/4 远端被切除（图 16-17B）。从 D 点至 E 点（剩余跟骨的上端的后缘）进行斜行截骨术，移除已切除骨骼的楔形物（图 16-17C）。这个截骨术可对跟骨进行 60° 的切口，与胫骨相对。

13）使用 Hohmann 牵开器露出胫骨的下关节面。使用摆锯，切除垂直于骨关节面的胫骨的远端（FG）。切除内踝（点 F）与腓骨的下部（点 G）（图 16-18）。

14）移除胫骨的关节面，制备光滑的骨表面（多孔皮质），确保与切除的跟骨同位。

15）松开止血带，并确认止血，通过注射灌洗器使用生理盐水冲洗伤口与骨骼表面（图 16-19）。

16）将跟骨添加至胫骨。轻轻地放置跟骨，避免拉伸（图 16-20）。

17）在跟骨皮瓣中切 2 个小口。从跟骨插入 2 个 2mm 的 Kirschncr 细丝呈十字形，接触胫骨皮质表面。使用影像图片确认 2 个细丝的位置是否合理。对 Kirschncr 细丝的轨迹进行钻孔并使用 7.0mm 的多孔螺钉进行拍打。放置垫圈并在 Kirschner 细丝上面插入 2 个 7.0mm 的部分螺纹空心髋螺钉。使用影像图片确认 2 个细丝的位置和螺钉是否合理（图 16-21）。

18）使用单层 3-0 号缝合线对皮瓣进行缝合（图 16-22）。

19）在伤口上涂抹 Tulle-Gras 敷料绑上纱布与脱脂棉。按照图 16-23 的方式使用绉布绷带包扎残肢。应用弹力织物。

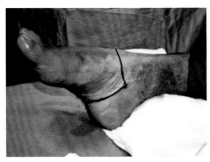

图 16-7　标记并切割

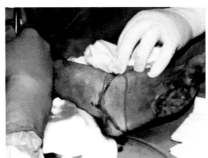

图 16-8　分割并结扎长隐静脉

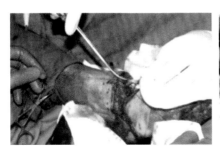

图 16-9　分开并结扎足背动脉

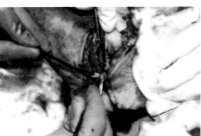

图 16-10　沿着切口线切割

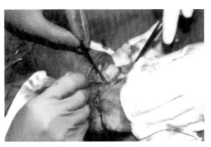

图 16-11　露出胫骨与距骨的关节面

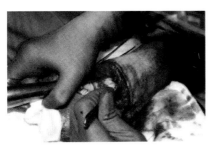

图 16-12　对距骨解剖

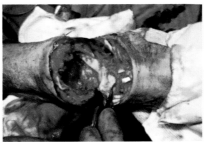

图 16-13　切除距骨

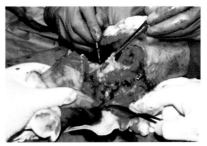

图 16-14　骰骨的跟骨关节面

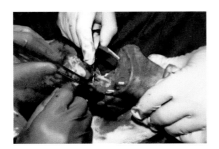

图 16-15　切断屈肌腱

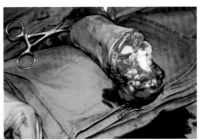

图 16-16　露出跟骨的前距关节面、中距关节面与后距关节面

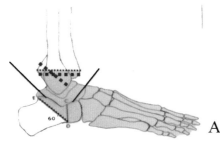
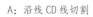
A：沿线 CD 线切割

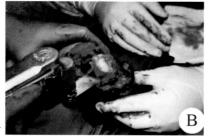
B：跟骨 1/4 远端被切除

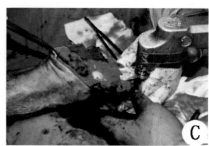
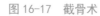
C：沿 DE 线切割

图 16-17　截骨术

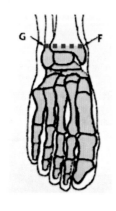
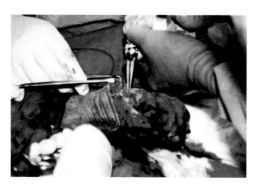

图 16-18　切除垂直于骨关节面的胫

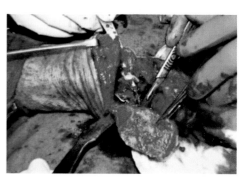

图 16-19　松开止血带

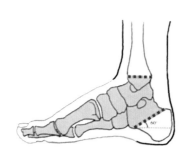
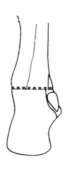
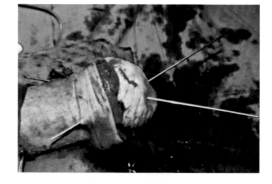

图 16-20　将跟骨添加至胫骨

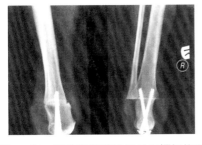
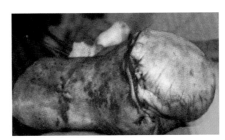
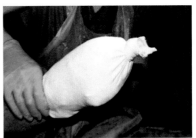

| 图 16-21　影像图片确认细丝和螺钉位置 | 图 16-22　缝合皮瓣 | 图 16-23　包扎残肢 |

9. 术后护理

按照与（趾）列切除术相同的程序进行。

10. 并发症

数个研究已表示在所有的截肢者中超过一半的患者治疗结果为良好甚至优异。并发症包括感染与残肢坏死，这些并发症在血管病变患者中更为常见。血管疾病患者的失败率要比外伤患者的失败率高。

Den Bakker 等对 10 篇论文进行了荟萃分析，发现在进行了 Pirogoff 切断术的 60 例患者中，13% 的患者进行了再切断术（因感染所致）、5% 的患者具有截肢残端（包括坏死物切除术与皮肤移植）、18% 的患者因疼痛及无法使用肢体而失败，2% 的患者的肢体长度差距超过 3cm。不合理地处理已切断的神经可能会形成神经瘤。Nather 等的研究显示，改良的 Pirogoff 截肢术对仔细筛选的糖尿病足感染症患者具有良好的结果。严格的选择标准包括：胫后脉搏可感知、远端感染不超过足中段、ABI ＞ 0.7、Hb ＞ 10g/dL 及血清白蛋白水平＞ 30g/dL。为了增加这种截肢术的成功率，Langeveld 等对满足下列 4 个标准的患者也进行了截肢术：软组织与跟部的供血充足有利于伤口愈合、胫骨或跟骨的远端无骨髓炎、临床可行且无痛足跟肉垫、在康复后可通过 2 个假体行走。这 2 篇论文均表示严格的选择患者标准是行改良的 Pirogoff 截断术后获得更佳的效果的关键所在。

11. 假体

在 Pirogoff 截断术中保留腿部长度，可以使患者在室内行走而无需假体，这是其能获得的功能与心理优势。肢体长度差距小便于假体的安装，这主要用于美容。该术式还能对血管损伤及神经病变患者脆弱的远端残肢进行保护。Pirogoff 截肢术后安装假体的成本与 BKA 的相似。在功能方面，Pirogoff 截肢术是承重残肢手术，这有许多优势，其中包括负载共享，降低了残肢与假体之间的摩擦，使患者短距离行走时无需配戴假体。但是，由于踝上残肢为球根状，因此 Pirogoff 截肢术的残肢很难直接安装假体，而是通过包含柔软内衬的层压树脂凹槽来安装，这也弥补了腿部因截肢术所致的缩短（图 16-24）。

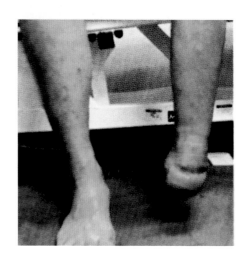 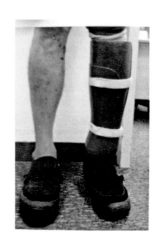 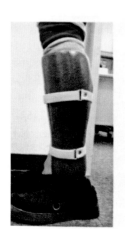

A: 残肢　　　　　　　　　B: 假体的前视图　　　　　　　C: 假体的侧视图

图 16-24　安装假体

参考文献

1. PinzurMS. Restoration of walking ability with Syme's ankle disarticulation. Clin Orthop Related Res，1999，361：71-75.

2. JanyRS，BurkusJK. Long-term follow up of Syme amputations for peripheral vascular disease associated with diabetes mellitus. Foot Ankle，1988，9（3）：107-110.

3. Laughlin RT，Chambers RB. Syme amputation in patients with severe diabetes mellitus. Foot Ankle，1993，14（2）：65-70.

4. PinzurMS，Stuck RM，Sage R，et al. Syme ankle disarticulation in patients with diabetes. J Bone Joint Surg Am，2003，85（9）：1667-1672.

5. Harris RI. Syme's amputation：the technical details essential for success. J Bone Joint Surg Br，1956，38B（3）：614-632.

6. Taniguchi A，Tanaka Y，Kadono K，et al.Pirogoff ankle disarticulation as an option for ankle disarticulation. Clin OrthopRelat Res，2003，414：322-328.

7.AltindasM1，Kilic A. Is Boyd's operation a last solution that may prevent major amputations in diabetic foot patients. JFoot Ankle Surg，2008，47（4）：307-312.

8.Langeveld AR，Oostenbroek RJ，Wijffels MP，et al. The Pirogoff amputation for necrosis of the forefoot：a case report. J Bone Joint Surg Am，2010，92（4）：968-972.

9.Den Bakker FM，Holtslag HR，van den Brand JG.Pirogoff amputation for foot trauma：an unusual amputation level：a case report. J Bone Joint Surg Am，2010，92（14）：2462-2465.

10. Nather A，Wong KL，Lim AS，et al. The modified Pirogoff's amputation in treating diabetic foot infections：surgical technique and case series. Diabetic Foot Ankle，2014，5：23354.

11. Langeveld AR，Meuffels DE，Oostenbroek RJ，et al. The Pirogoff amputation for necrosis of the forefoot：surgical technique. J Bone Joint Surg Am，2011，93（Suppl 1）：21-29.

12. PirogoffNI. Osteoplastic elongation of the bones of the lower leg in conjunction with release of the foot from the ankle joint. J Military Med，1854，63：83.

13. GessmannJ，Citak M，Fehmer T，et al.Ilizarov external frame technique for Pirogoff amputations with ankle disarticulation and tibiocalcaneal fusion. Foot Ankle，2013，34：856-864.

14. IpaktchiK，Seidl A， Banegas R，et al.Pirogoff amputation for a bilateral traumatic lower-extremity amputee：indication and technique. Orthopedics，2014，37（6）：397-401.

15. Gottschalk F，O'Sullivan RM，PorterD. Amputations，prosthetics and orthotics//SivananthanS，Sherry E，Warnke P，et al. Mercer's Textbook of Orthopaedics and Trauma（10th Edition）.London：Edward Arnold（Publishers）Ltd，2012：954-972.

16. Treves F. The ankle and foot//Surgical Applied Anatomy（3ld Edition）. Philadelphia：Lea Brothers & Company，1888：526-527.

17. Warren G. Conservative amputation of the neuropathic foot—the Pirogoff procedure.OperOrthopTraumatol，1997，9(1)：49-58.

18. EinsiedelT，Dieterich J，Kinzl L，et al. Lower limb salvage using Pirogoff ankle arthrodesis：minimally invasive and effective fixation with the Ilizarov external ring fixator.Orthopade，2008，37：143-152.

19. Lindqvist C，RiskaEB. Results after amputations of Chopart，Pirogoff and Syme. Acta OrthopScand，1965，36：344-345.

20. RijkenAM and RaaymakersEL. The modified Pirogoff amputation for traumatic partial foot amputations. Eur J Surg，1995，161（4）：237-240.

21. Tang PC，Ravji K，Key JJ，et al. Let them walk！ Current prosthesis options for leg and foot amputees. J Am Coll Surg，2008，206（3）：548-560.

22. AyyappaE，Worden H. Postsurgical management of partial foot and the Syme amputation//Lusardi MM，Jorge M，Nielsen CC，eds.Orthotics and Prosthetics in Rehabilitation（3r Edition）. Missouri：Elsevier Saunders，2013：603-621.

（Aziz Nather，Ma Qian Hui）

第十七章

大截肢术

1. 简介

糖尿病足部溃疡在糖尿病患者中的发生率达 15% 以上，而因糖尿病足溃疡最终导致的截肢占到了非创伤性截肢的 80%。

2. 定义

根据 Nather&Wongs 的分类，大截肢术包括：①经胫骨截肢——BKA；②膝关节离断术——经膝截肢（through-knee amputation，TKA）；③经股骨截肢——AKA。

Syme 截肢术被 Nather 等视为"成功的"保肢术。BKA、TKA 与 AKA（大截肢术）被视为"不成功的"保肢术（表 17-1）。

表 17-1　糖尿病足手术的分类

截肢平面	小（远端）截肢	大（近端）截肢
前足	趾关节切断术 趾列截肢	
足中段	跖骨列截肢 Chopart 截肢	
后足	Syme 截肢 Boyd 截肢 改良的 Pirogoff	
经胫骨		膝下截肢
穿膝		经膝截肢
经股动脉		膝上截肢
髋关节		髋关节切断术

3. 大截肢术原则

截肢手术的目的是保持最具功能性的肢体同时尽可能保证伤口的愈合。这将最大限度地降低行消耗更多能量的近端截肢术的需要。

4. 大截肢术的基本原则

截肢平面的选择。选择最为合理的截肢位置非常重要，这样可避免不必要的再手术，并能够防止并发症。那么究竟是选择降低截肢平面、尽可能保留肢体功能，还是选择抬高截肢平面、确保术后伤口的愈合，这需要我们思考和权衡。

截肢平面越高，与正常人相比行走所需的能量越大。AKA 患者增加量比 BKA 患者大（分别为65% 与 25%）。因此，行走速度随着耗氧量的增加而降低。

在美国外科医师学会创伤委员会发表的文章中，患肢能够承重是下肢截肢术的手术预期。这样，残肢端面进行充足的软组织覆盖非常重要。因此，截肢平面应通过疾病过程、皮瓣供血情况及假体的要求进行确定。在需要行大截肢术时，其他的考虑事项包括：患者的营养状况、患者的免疫能力、基础疾病、感染的严重程度及患者康复的可能性等。

5. BKA 与 AKA 的比较

5.1 发病率。BKA 患者 60 天时的再手术率比 AKA 患者要高（分别为 24.7% 与 16.9%）。研究人员还发现 31% 的 AKA 患者出现了心血管并发症，而 BKA 患者出现心血管并发症的概率为18%。这可能是由于 AKA 手术相比 BKA 对组织损伤更大、术中失血更多。

5.2 死亡率。研究显示主要截肢术的死亡率超过 20%。行 AKA 的糖尿病患者的 1 年死亡率较高，为 57%，而 BKA 患者的死亡率为 36%。

5.3 康复可能性。Lim 等发现 60% 的 BKA 患者通过假体得到了康复，而 AKA 患者的康复率仅为 29%。

6. 儿童的截肢术

对儿童进行截肢术与对成人进行的手术相似。但是，其他的注意事项包括身体成长与残肢的过度生长。儿童的肢体长度、重要的生长骺板及肢体的近端部分应保留。

参考文献

1. SinghN，Armstrong DG，Lipsky BA. Preventing foot ulcers in patients with diabetes. JAMA，2005，293：217-228.

2. PecoraroRE，Reiber GE，Burgerss EM. Pathways to diabetic limbamputations：Basis for prevention.Diabet Care，1990，13：513-521.

3. BouchardJL. Chapter 45：Basic principles and techniques of forefoot amputations//CamastaCA，Vickers NS，RuchJR，eds. Reconstructive Surgery of the Foot and Leg.Georgia：Podiatry Institute Publishing，1997.

4. NatherA，Wong KL. Distal amputations for the diabetic foot.Diabet Foot Ankle，2013，4：21288.

5. NatherA，SomasundaramN，WijeyaratneM，et al. ASEAN PLUS Guidelines：Management of Diabetic Foot Wounds.2014.

6. CanaleST，Beaty JH. Campbell's Operative Orthopaedics. Elsevier Inc，2015.

7. GonzalezEG，Corcoran PJ，ReyesRL. Energy Expenditure in below-knee amputees：correlation with stump length. Arch Phys Med Rehabil，1974，55：111-119.

8. Committee on Trauma，American College of Surgeons. Chapter 21：The management of fractures and soft tissue injuries. Philadelphia：W.B. Saunders Company，1960.

9. RosenN，Gigi R，Haim A，et sl. Mortality and reoperations following lower limb amputations. IMA，2014，16：83-87.

10. RobertWZ，Frank TP，Brajesh KL，et al. When is a more proximal amputation needed. Clin Podiat Med Surg，2005，22：429-446.

11. LimTS，Angel D. Outcomes of a contemporary amputation series.ANZ J Surg，2006，76：300-305.

12. JainAKC，VarmaMangalanandanAK，Kumar H. Major amputations in diabetes—an experience from diabetic limb salvage centre in india. J Diabetic Foot Compl，2012，4（3）：63-66.

（Aziz Nather，Julia Cheong Ling Yu）

第十八章

膝下截肢

1. 简介

膝下截肢术（BKA）是对糖尿病患者进行的最为常见的截肢术之一。BKA 由于死亡率高而令人畏惧，其围手术期死亡率高达 10%，1 年内的死亡率增加至 30%，3 年内死亡率为 50%，5 年内死亡率为 70%。其 5 年死亡率高于乳腺癌患者可能。

2. 长后皮瓣与斜皮瓣

BKA 术中使用了不同的皮瓣技术，主要是长后（Burgess）皮瓣技术与斜皮瓣技术。

2.1　长后(Burgess)皮瓣技术。这项技术由 Kendrick 于 1956 年设计，由 Burgess 在 1969 年推广。①自膝关节线以下 10 ～ 15cm 截断胫骨，截断腓骨并使其较胫骨短 1.0 ～ 1.5cm。②长后皮瓣要比腓肠的直径长 5cm。使用这项技术的原理是后筋膜室与前筋膜室的供血相对平衡。腿部后下方的供血良好，这是因为由腓肠肌的腓肠动脉肌皮穿支皮瓣供血（图 18-1）。相比之下，动脉造影研究表示胫前筋膜室的供血较差。而且，前筋膜室的肌肉组织稀少。因此，长后皮瓣供血充足，有利于伤口的愈合。

2.2　斜皮瓣技术。该技术首次由 Robinson 等于 1982 年提出。其获得了长度相同的前内侧皮瓣与后外侧皮瓣，深筋膜仍附着其上。前内侧皮瓣包括胫后肌（PTA）的穿支皮瓣及隐动脉，而后外侧皮瓣包含胫前肌（ATA）的穿支皮瓣、腓肠与腓骨（PA）动脉。每个单位的血管良好且能够脱离肌肉组织而独立地移动（图 18-2）。

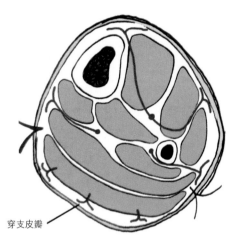

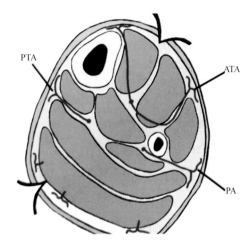

图 18-1 穿支皮瓣与后皮瓣的相对位置
（源自 Humzah MD, Gilbert PM）

图 18-2 穿支皮瓣与斜皮瓣的相对位置

①皮瓣为半圆形，基于一条以腿部长轴为中心的线且垂直于腿部的长轴，从距离胫骨粗隆的 10～12 厘米处标记（图 18-3A）。②在 2 个皮瓣之间，前侧结合点距离胫骨脊的距离至少为 2cm（图 18-3B）。后侧结合点与前侧结合点围绕肢体长轴呈 180°对称分布（图 18-3B）。在此项技术中，旋转切开线 15°导致切口到胫骨脊外侧的距离为 2cm（图 18-3B），这样可缓解对切口造成的压力。这种压力来源于在胫骨前嵴髌腱承重窝。

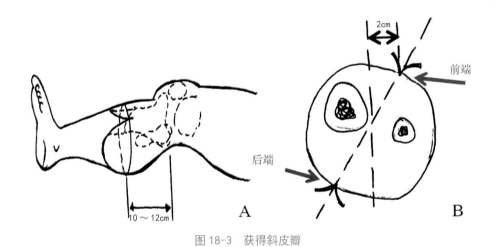

图 18-3 获得斜皮瓣

我们可以根据残端伤口的愈合率、再截肢率及安装假肢后肢体活动功能的恢复情况来评价和对比 2 种皮瓣技术的效果。多中心联合血管研究小组（JVRG）进行的一项研究涉及了 191 例患者，研究显示在所有的结果测量中 2 种技术不存在显著性差异。2 种术式没有绝对的孰优孰劣。手术的选择会受到医师的偏好及手术经验的影响，也可能会受到其他因素的影响，如前期血管重建手术所遗留的瘢痕。

3. 外科解剖学

3.1　骨骼。①胫骨：比腓骨大且坚硬，位于小腿的内侧。②腓骨：位于胫骨的侧面。

3.2　肌肉。有 4 个肌肉筋膜室（图 18-4，图 18-5）：①前筋膜室：胫骨前肌、长伸肌、趾长伸肌；②表层后筋膜室：腓肠肌（内侧头）、腓肠肌（外侧头）、比目鱼肌；③侧筋膜室：腓骨长肌（腓骨肌）、腓骨后肌（腓骨肌）；④深后筋膜室：拇长屈肌、趾长屈肌、胫骨后肌。

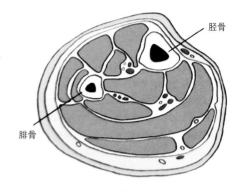

图 18-4　膝下截肢下腿的横截面：骨解剖学

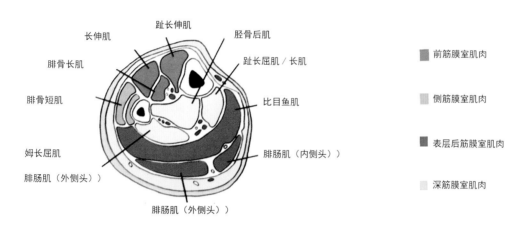

图 18-5　膝下水平横截面

3.3　血管。膝下的一个重要的解剖特征是后束的识别和结扎。我们必须找出并保护胫前动静脉及腓动静脉（图 18-6）。①胫前动脉和静脉：在胫骨和胫前肌的外侧发现。②胫后动脉和静脉：在比目鱼肌的前面和胫骨和胫骨后肌的后面。③腓动脉和静脉：在胫骨的后侧和外侧，位于胫骨后肌和拇长屈肌之间。

McCollum 等表明膝以下皮肤的主要血管供应是有隐动脉及腓肠动脉组成的。①隐动脉（图 18-7）：是下行的膝上动脉的分支，是股动脉的最远端分支，通常在大腿内侧和近端供应皮肤。动脉可能会继续在不同程度上连接到足背动脉和跖肌足动脉。②腓肠动脉（图 18-8）：是腘动脉的两大主要分支；分布于腓肠肌、比目鱼肌和跖肌。

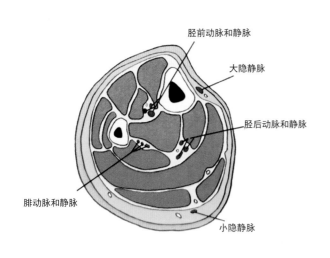

图 18-6　膝下水平横截面

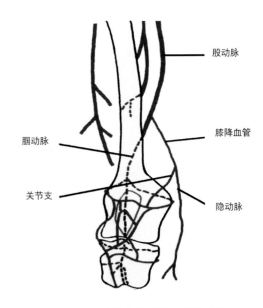

图 18-7　动脉血管解剖显示隐动脉
（改编自 Anoine Micheau MD《下肢解剖学》）

3.4　股动脉的 3 个分支。腘动脉从股动脉延伸出来，在短内收肌和内收肌裂孔附近穿过腘窝，并在腘肌的下缘结束，分出胫前动脉、胫后动脉 2 条分支（图 18-9）。①腘动脉在腿部的内侧，连结胫后动脉。②胫前动脉在腓骨的颈部分支，并在腿的外侧向前延伸，其在足背作为足背动脉继续延伸，为大拇指供血。③腓动脉起源于胫后动脉，由胫后动脉起点下 4cm 处发出。

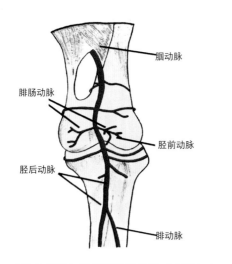

图 18-8　动脉血管解剖显示隐腓肠动脉（改编自 Jared S）

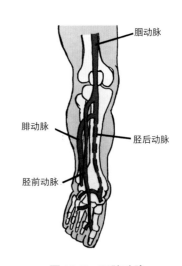

图 18-9　下肢动脉

3.5　静脉。

①大隐静脉、小隐静脉：最长的浅表静脉，起源于第 1 趾的足背静脉与足背静脉弓的结合处，

而后穿过内侧踝骨并向上延伸到腿的内侧。在膝盖之后，沿大腿向前走，进入大筋膜的隐静脉开口并连接到共同的股静脉（图 18-10）。

②短隐静脉：起源于第 5 趾的足背静脉与足背静脉弓的结合处的浅静脉，而后围绕脚的外侧进行环绕，沿着腿部的后侧延伸，穿过腓肠肌的头部为腘静脉供血。

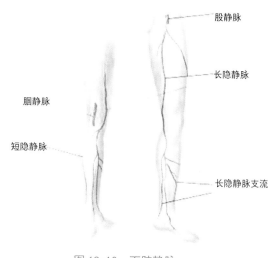

图 18-10　下肢静脉

4. 手术原则

理想的膝下残肢。在获得理想的膝下残肢时，考虑以下因素：①充分愈合；②圆形、柔和的轮廓和适当的肌肉填充；③足够长度连接假肢；④不影响假体的薄瘢痕；⑤足够的相邻关节运动；⑥充足的血供应。

关于膝下截肢残肢的长度，Majumdar 等的研究表明，更长的假肢长度导致了更低的能量消耗和更高的行走速度。这是因为残端保留长度越长，越能更好的抬举假肢，而且肢体活动度也会更大。

膝下截肢残肢的推荐长度是 12.5 ～ 17.5cm。推荐的外科切除术是在腓肠肌的肌皮连接处，因其提供了更好的软组织填充和更可靠的后皮瓣的血液供应。

5. 适应证

①整个足部的严重缺血／坏疽；②足背动脉和胫后动脉都是不明显的；③ ABI < 0.5，TBI < 0.5；④脚部的疼痛；⑤足跟的溃疡或溃疡，不能用皮瓣来挽救。

6. 术前准备

①白细胞计数（WBC）、红细胞沉降率（ESR）和 C－反应蛋白（CRP）。

②尿素氮和电解质。

③糖化血红蛋白。

④胸部 X 线（CXR）、心电图（ECG）。

⑤备血：血红蛋白必须保持在 10ml/dL 以上，为伤口愈合提供足够的氧气。

⑥总蛋白：白蛋白水平必须保持在 38g/L 以上，通过高蛋白饮食，在手术前为伤口愈合提供足够的营养。

⑦抗血小板药物，如氯吡格雷和阿司匹林必须在手术前至少 3 天停止使用。

⑧心脏评估：必须由心脏病专家对有急性心肌梗死（AMI）或缺血性心肌病（IHD）病史的患者进行评估。包括二维超声心动图。

⑨告知患者手术死亡风险（表 18-1）和伤口愈合的可能性（表 18-2）。

⑩在专家的指导下召开患者会议，详细解释所有可能的情况麻醉风险和手术并发症风险。

⑪讨论二次手术的风险（10%～20%）可以是对 BKA 或 AKA 的修正，合并肾衰病史的患者行修正手术的概率更高。

⑫对没有合并症的患者进行膝下截肢，患者的死亡率是 5%～10%。

⑬膝下残肢感染的风险是大约 10%。

表 18-1　死亡风险（心脏射血指数）

心脏射血指数	风险等级
55%～70%	普通
40%～54%	低风险
35%～39%	中度风险
<35%	高风险

表 18-2　手术治疗的机会

	伤口愈合的可能性
好	≥70%
一般	51%～69%
差	≤50%

7. 麻醉

全身麻醉或局部麻醉，后者包括对高危患者应用椎管内麻醉或股神经阻滞麻醉。若患者术前 3 天没有停止使用保栓通或阿司匹林等药物，则不能进行局部麻醉。

8. 患者体位／止血带

①患者仰卧位。②把 1 个沙袋放在截肢一侧臀部的下面。③在大腿处绑上止血带，但是不充气。

9. 手术方法

笔者喜欢长皮瓣技术。

1）用记号笔标出皮瓣，确保胫骨截骨的水平至少在胫骨粗隆以下有 1 个手宽（10～12cm）在此水平的腿部中侧和后侧标记点 A 和点 B（图 18-9）。

2）画一个短的前皮瓣，连接点 A 和点 B（图 18-10），至少距离胫骨截骨 2cm 远。接下来，标记一个较长的小腿后侧肌皮瓣（图 18-11），再次连接点 A 和点 B 后侧皮瓣，大约是截肢的水平面周长的 1.5 倍。

	注： 总是比要求的长一点去标记皮瓣。 多余的皮瓣可以在关闭切口时进行修整或重新设计。如果皮瓣太短，闭合的张力会导致伤口难以愈合。

3）把 2 个标记的皮瓣的皮都切到深筋膜（图 18-11），在中部、夹闭、分离、结扎大隐静脉（图 18-12），而后夹、除、结扎小隐静脉（图 18-12）。

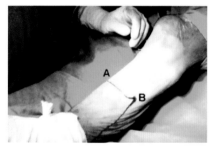
图 18-9　短前皮瓣

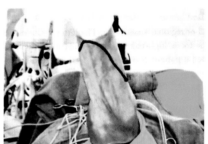
图 18-10　后侧皮瓣

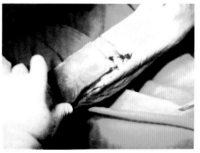
图 18-11　解剖深筋膜

4）将腿放在被无菌布单覆盖的弯盘上腿上的压力阻止了后皮瓣的静脉出血（填塞效应）（图 18-13）。

5）用骨膜剥离器，在胫骨的内侧分离骨膜，并在皮瓣的水平面上将其向上剥离（图 18-14）。

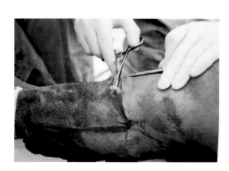
图 18-12　位大隐静脉

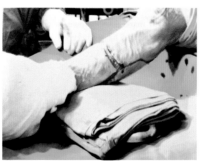
图 18-13　用肾形盘形成填塞效应

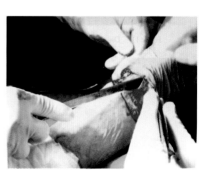
图 18-14　在胫骨的内侧使用骨膜剥离器

6）使用骨膜剥离器，从胫骨横向表面剥离伸肌肌肉。伸肌和血管也从小腿骨间膜中剥离出来。

7）将从胫骨的边缘到腓骨肌中插入骨膜剥离器抬起伸肌的肌肉（图18-15）。然后用手术刀将肌肉层切开夹、除、结扎任何动静脉。

8）使用两股0号丝线缝合（图18-16），夹、分和双结的胫前血管改为分离、结扎胫前血管。

9）使用手术刀从腓骨骨膜表面剥离腓骨肌并逐层切开。使用0-丝缝，夹紧，除根和连接腓骨血管改为使用使用0号线结扎、切断腓骨血管。

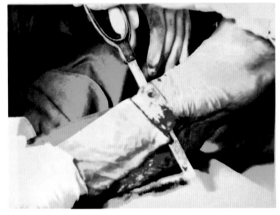

图18-15　骨膜提升伸肌

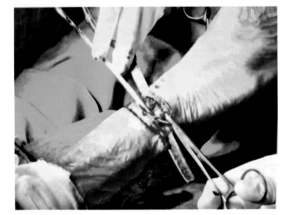

图18-16　钳住胫前动脉

10）用记号笔标出胫骨截骨的水平（一双手宽度低于胫骨粗隆）（图18-17）。

11）使用摆锯，在这个水平上切割胫骨（图18-18）。

12）将前胫骨边缘切成与胫骨的前端成30°（图18-19）。用骨锉刀把所有的骨头都锉平滑。

13）使用骨膜剥离器曝光腓骨收回Hohmann牵引器，用摆锯（较小的刀）将腓骨切开与皮瓣平行，或用刀切骨刀（图18-20）。

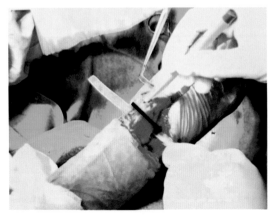

图18-17　标记胫骨截骨水平面

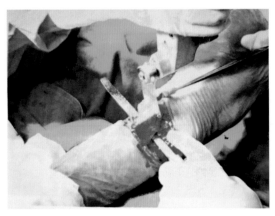

图18-18　摆锯切胫骨

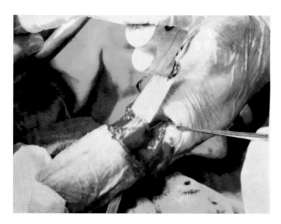

图 18-19 胫骨前肌

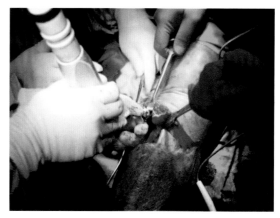

图 18-20 用骨刀切割腓骨

14）把腿放在截肢的支架上将后筋膜室肌层切开，直到胫后动静脉可见。这些血管被夹住，分别2次结扎，用2股0-丝线为每根结扎。为了避免滑脱，剪缝稍微长一些切断胫骨和腓骨后表面的后隔层肌肉用一个骨钩把胫骨上的胫骨向上拉（图 18-21），然后用 Langenback 牵引器把远端胫骨和腓骨往下拉

15）胫后神经，位于胫后动脉和静脉的附近，被拉了出来，经过冲洗并允许收缩这对于防止神经瘤形成至关重要。

16）用右手将长截肢刀放在胫骨和腓骨的远端（图 18-22），用左手握住手掌的长后皮瓣。用截肢刀切出肌肉，在后皮瓣切口的末端退出。

17）将截肢的腿交给护士处理（生物危险废物）或者返回给患者进行埋葬（对穆斯林来说）。

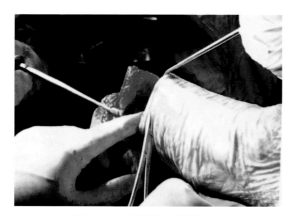

图 18-21 用骨钩来收缩胫骨

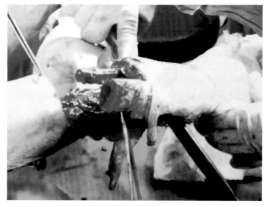

图 18-22 使用截肢刀

18）将膝盖以下的残肢重新放置在截肢的支架上安全性止血法（图 18-23），用0-丝线将剩余的血管从肌肉中分离并连接到任何剩余的血管上。

19）用 1000ml 生理盐水通过射灌洗器冲洗伤口（图 18-24）。

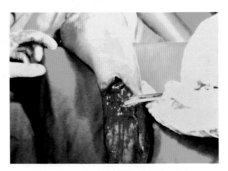

图 18-23　后皮瓣固定保证止血

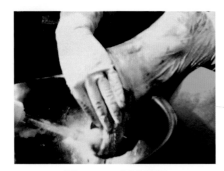

图 18-24　射灌洗器

20）在伤口的外侧插入一个引流管（图 18-25）（长隐静脉位于内侧），用 2-0 丝缝线固定导管。在后皮瓣，腓肠神经被拉了出来，切断并短缩腓肠神经。在深筋膜的中部，在胫骨前嵴的骨膜上，用 1-0-薇乔针缝合（图 18-26），在这一缝合中心的两边，用 3 ～ 4 条缝合线将深筋膜连接在一起。不要用牙钳来处理组织。

21）用 3-0 丙纶垂直缝合皮肤，以中心皮肤缝合开始在中心缝合的两侧放置 3 ～ 4 个被打断的垂直缝合（图 18-27），将这些缝合处分开来防止皮肤的绞合。

22）在伤口敷上油纱（TG）敷料，然后在伤口处贴上 primapore。绑上纱布与脱脂棉。敷上敷料，用 6 英寸的绉布缠裹在残肢上，以 8 字的方式完成。把这些敷料涂到膝盖以上最后，在残肢上（图 18-28）敷上一个纱布。

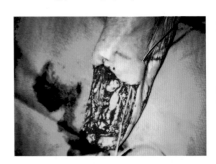

图 18-25　横向排水

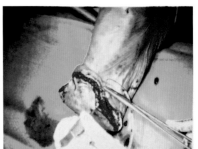

图 18-26　中心缝合

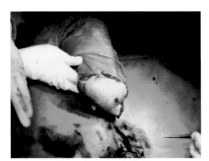

图 18-27　关闭筋膜层

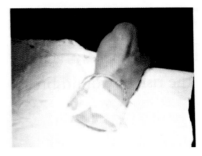

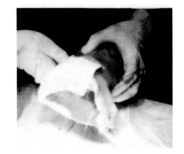

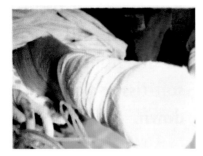

图 18-28　用油纱敷料、纱布、脱脂棉填料和剪断的纱布绷带给截肢残端止血

10. 手术后的护理和监控

①在高依赖性病房或重症监护病房监测高危人群。

②监测术后 24 小时生命体征，包括血压、心率、呼吸率、动脉氧饱和度，应每小时监测 1 次。

③监测引流量，若术后第 1 天引流瓶引出 300ml 液体，那么关闭引流管，讨论是否需要再次手术探查止血，若术后第 3 天引流量少于 50ml，可给与拔除引流管。如果引流量不超过 50ml，则手术后第 3 天拆卸引流管。

④术后第 1 天应用膝上热塑性塑料夹板保护残肢，防止膝弯曲挛缩。

⑤术后第 1 天的检测血红蛋白。如果血红蛋白少于 10g/dL，就进行输血。

⑥术后第 3 天的检查伤口。减少敷料，移除引流管，在术后第 7 天进行下一次伤口检查。

⑦持续静脉注射抗菌药物直到伤口愈合。

11. 并发症

11.1 早期。①反应性出血；②膝下残肢血肿；③伤口开裂；④皮瓣坏死：需要再行膝下截肢术；⑤膝下截肢残肢感染：需要再行膝下截肢术。

11.2 晚期。①患肢痛；②假肢摩擦引起的溃疡。

12. 恢复

12.1 关键原则。①组织稳定是保证具有肌肉功能和维持皮瓣感觉的为重要保障功能。②需要足够的软组织垫来提供一个舒适的残肢，以适应假肢的需要。③在设计皮瓣中，重要的是要确保能在没有张力的情况下完成软组织的闭合。这降低了伤口破裂的风险。

12.2 康复运动。①从术后第一天开始：直膝抬腿锻炼（图 18-29）；胸部理疗。②发展到：髋关节外展；等股四头肌锻炼；等腓肠肌运动；残肢锻炼；用助行架站立；用助行架走路或平衡；双杠平衡；每天 3 次 8 字型残肢包扎（图 18-30）。

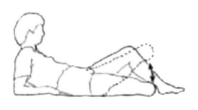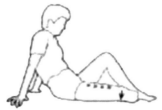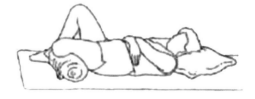

图 18-29　直膝抬腿等距残肢锻炼

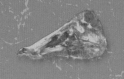

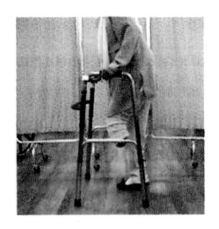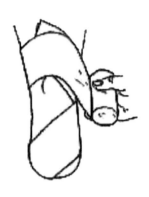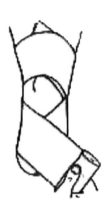

图 18-30　助行架移动残肢包扎

学习重点

- 长后皮瓣技术是首选。
- 从膝关节线中切除 10～12cm 的胫骨。切除 1.0～1.5cm 的腓骨（比胫骨短）。
- 长膝膝下截肢残肢长度减少了所需的能量消耗，并提高速度。
- 后皮瓣要比腓肠的直径长 5cm。
- 重要的解剖特征是后神经血管束的识别和结扎。
- 伤口必须无张力闭合。

参考文献

1. Time to Act. The Extent of the Problem. International Working Group on the Diabetic Foot. International Diabetes Federation，2005.

2. Kendrick RR. Below-knee amputation in arteriosclerotic gangrene. Br J Surg，1956，44：13-17.

3. Burgess EM，Romano RL，ZettI JH. The management of lower extremity amputations. Prosthetic and Senory Aids Service. US Veteran Administration，1969，11TR：10-16.

4. Gray DW，Ng RL. Anatomical aspects of the blood supply to the skin of the posterior calf：technique of below-knee amputation. Br J Surg，1990，77（6）：662-664.

5. Fulford GA. Symposium on Amputation Surgery. Roehampton：Queen Mary's Hospital.

6. Humzah MD，Gilbert PM. Fasciocutaneous blood supply in below knee amputation. J Bone Joint Surg，1997，79（3）：441-443.

7. Robinson KP，Hoile R，Coddington T. Skew flap myoplastic below knee amputation：a preliminary report. Br J Surg，1982，69（9）：554-557.

8. Robinson KP. Skew flap below-knee amputation. Ann Royal College Surgeons Eng，1991，73（3）：155-157.

9. Tisi PV，Than MM. Type of incision for below knee amputation（Review）. USA：John Wiley & Sons，Ltd，The Cochrane Library，2014.

10. Ruckley CV，Stonebridge PA，Prescott RJ. Skewflap versus long posterior flap in below-knee amputations：multicenter tiral. J Vas Surg，1991，13（3）：423-427.

11. Malawer MM，Wittig JC，eds. Operative Techniques in Orthopaedic Surgical Oncology. Philadelphia：Lippincott Williams & Wilkins，2012：373-377.

12. McCollum PT，Spence VA，Walker WF，et al. A rationale for skew flaps in amputation stump. Prosthet Orthot Int，1985，9（2）：95-99.

13. Koyel M，Lenka PK，Mondal RK，et al. Relation of stump length with various gait parameters in trans-tibial amputees. Online J Health All Sci，2008，7（2）：.

14. Sivananthan S，Sherry E，Warnke P，et al. Mercer's Textbook of Orthopaedics and Trauma. London：Edward Arnold（Publishers）Ltd，2012：960-961.

（Aziz Nather，Tan Ting Fang）

第十九章

经膝截肢

1. 简介

经膝截肢（TKA）的类型包括（表 19-1）：①经膝截肢（关节切断术）；②Gritti-Stokes 截肢术；③改良的 Gritti-Stokes 截肢术。

表 19-1　不同类型的 TKA

膝关节切断术	Gritti-Stokes 截肢术	修正后 gritti-stokes
保留关节	移除髁	移除髁
保留髌骨	保留髌骨	移除髌骨
内收肌结节保留	内收肌结节保留	内收肌结节移除
无内收肌失衡	无内收肌失衡	内收肌失衡呈现

2. 经膝截肢（关节切断术）

第 1 个记录在案的病例是由的 Nathan Smith 博士在 1824 年记录。在膝关节脱出时，残肢可以承受一定的末端重量。该术式保留了一个完整的股骨，而大腿肌肉往往更强壮，因其在末端被释放，而不是在中段肌肉上。

膝关节切断术保留大腿肌肉的附件，不会引起内收肌不平衡。与 AKA 相比，直接负荷转移到残肢，增加了步行和减少了能量消耗，这有助于康复过程，并使截肢者更好地走动。

关节切断术比 AKA 出血少，降低了血肿形成的风险，也保留了股骨的关节软骨，这样就降低了感染的风险。

关节切断术的缺点是，股骨髁的球状末端使残肢与假体摩擦这会导致皮肤破裂。为了克服并发症，设计出了 Gritti-Stokes 截肢术。

3. Gritti–Stokes 截肢术

Rocco Gritti 在 1857 年描述了一例贯穿膝关节的手术，将髁上的股骨的一部分立即切除，然后用髌骨和周围的组织作为骨赘皮瓣来提供负重的残肢。1870 年 Sir William Stokes 通过切除更多股骨来减少张力，改善与髌骨的骨融合。这种手术现在被称为 Gritti-Stokes 截肢。

股骨截肢平面位于股骨髁的上半部分，略低于内收肌的肌肉附着点，髌骨关节面先用摆锯进行截骨，之后覆盖在残端上（图 19-1）。这个操作的目标包括：①保留下肢最大功能；②保留最大股骨长度；③改善残肢伤口愈合。

4. 经膝关节（关节切断术）与 Gritti–Stokes 截肢术

4.1　发病率和死亡率。Ten Duis 等发现经膝关节（关节切断术）的手术死亡率为 13%，Howard 研究为 14%。在对 247 例患者的研究中，Beacock 等表明 Gritti-Stokes 手术的死亡率为 9.3%，显著低于经膝关节切断术。

4.2　复发率。研究表明，经膝关节切断术有很高的复发率，10% ～ 20% 导致 AKA，这可能是由于股骨髁上的球状突起与假体的摩擦，经常导致皮肤破裂。Gritti-Stokes 截肢术的复发率较低，为 7.7%。

4.3　康复问题。20% ～ 42% 的关节切断术会产生康复问题。Gritti-stokes 的比例要低得多，为 9% ～ 13%，其高愈合率是由于在膝盖周围的侧支循环的保护，尤其是膝上动脉。在髌骨区域中有一环动脉<u>丛</u>（图 19-2），包括：膝上外侧动脉、膝上内侧动脉、膝下内侧动脉及膝下外侧动脉。

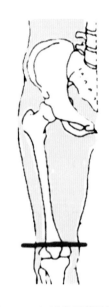

图 19-1 红线显示截肢程度

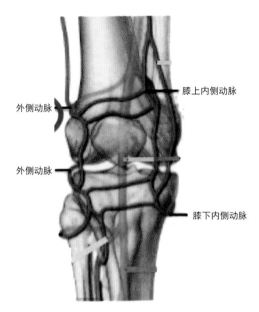

图 19-2 膝关节周围动脉的圆形血管丛

4.4 走动率。膝关节切断术患者为 34% ~ 59%，Gritti-stokes 为 52% ~ 60%。Gritti-stokes 保留了内收肌结节，这就维持了髋关节和外展肌之间的平衡。Gottschalk 表明在行走过程中，内收肌功能的丧失会导致一侧倾斜和高能量消耗。

5. 改良型 Gritti-Stokes（笔者改良）

5.1 外科解剖学。①骨骼（图 19-3）：股骨下端、胫骨上端、髌骨及收肌结节。②肌肉（图 19-4，图 19-5）：股四头肌及大腿后群肌肉（半腱肌、半膜肌、二头肌）

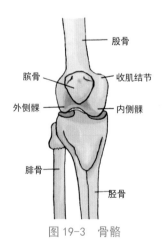

图 19-3 骨骼

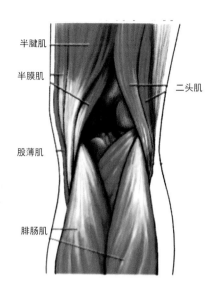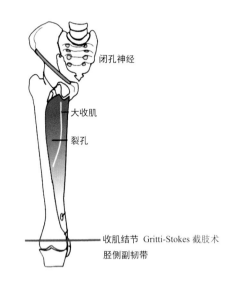

图 19-4　肌肉

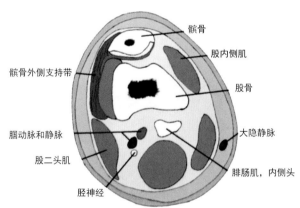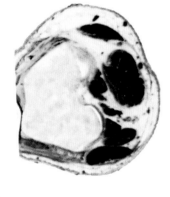

图 19-5　骨骼的横截面

5.2　手术原则。笔者发现，在髁部的横切面后，髌骨的保留仍然会产生一个球状的假肢。因此倾向于修改髌骨被切除以产生更好的假肢，避免皮肤破裂。

5.3　手术指征。①肢体坏疽；②缺血性溃疡；③静息痛；④膝关节挛缩

5.4　术前准备。①麻醉：采用全身麻醉和椎管内麻醉；在病房继续静脉注射抗菌药物。②患者体位 / 止血带：使患者处于仰卧位；把一个沙袋放在截肢一侧；臀部的下面使用止血带，暂不加压；使用导尿管。

5.5　手术过程。

1）标记皮瓣（前长后短瓣）如图 19-6 和图 19-7 所示。

2）将皮瓣降至深筋膜层水平（图 19-8）。

3）放一个弯盘在腿下。盘对腿的压力起到了压迫止血的作用，并能防止后侧皮瓣的渗出。

4）在髌骨上缘切股直肌肉韧带及外侧支持带（图 19-5 和图 19-9）在髌骨的上缘（图 19-5）。

5）切断侧副韧带（图 19-10）。

6）向上反转髌骨，将已经与胫骨粗隆分离的髌骨及其韧带一同切除（图 19-11）。

7）将前和后十字韧带分开（图 19-12）。

8）内侧副韧带被切除（图 19-13）。

9）仔细解剖后囊（图 19-14）。

10）使用 2 股 0- 丝状缝合线（图 19-15），识别、夹、分和双结扎腘血管（图 19-5）。注意腘动脉和静脉非常靠近股骨和胫骨的后表面（图 19-5）。

11）用左手握住后皮瓣，右手握一把截肢刀。使用截肢刀一层一层切割后肌（图 19-16）。结扎所有出血血管。

12）用摆锯（图 19-17）剪断股骨，略高于髁的水平。所有 4 个面（前、后、内、外侧）直到平滑。

13）安全性止血，使用 2L 生理盐水喷射灌洗伤口。

14）缝合前皮瓣深筋膜中心，位于前皮瓣的深筋膜中央，使用 1-0 的多聚管垂直床垫缝合。

15）用类似于 BKA 的方式关闭皮瓣：使用一个从侧面流出的排泄口，一种定心针和闭包在深筋膜腔的层用 1-0 号可吸收缝合线缝合，皮肤用 3-0 号聚丙烯缝线缝合。

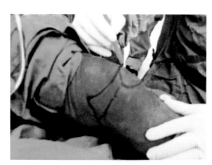

图 19-6　皮瓣（横向视图）

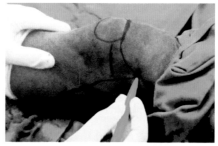

图 19-7　皮瓣（内视图）

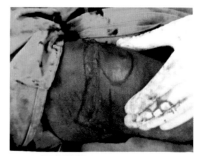

图 19-8　解剖深筋膜

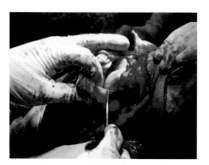

图 19-9　分裂外侧支持带

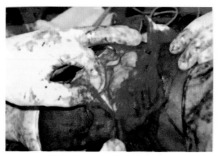

图 19-10　切断侧副韧带

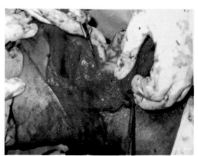

图 19-11　髌骨翻转向上

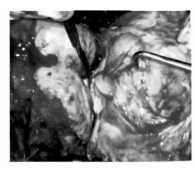
图 19-12　分开十字韧带

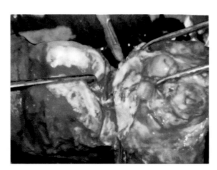
图 19-13　切断内侧副韧带

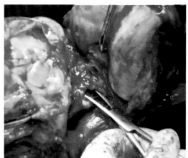
图 19-14　后囊夹层动脉瘤

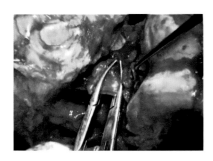
图 19-15　夹紧的腘动脉

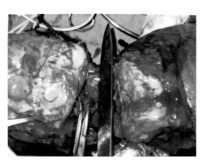
图 19-16　使用截肢刀作为例证

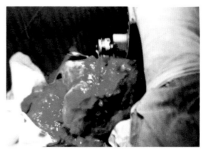
图 19-17　用于股骨截骨术的摆锯

5.6　术后护理。①在无菌病房和重症监护室监控，如具有缺血性心脏病共病问题的高危患者。②连续 24 小时记录每小时的参数 - 血压，心率，呼吸率。③监控引流管。如果失血超过 300ml，夹紧引流管。④术后第 1 天检测，如果血红蛋白低于 10g/dL，输入 1 个单位的血液。⑤术后第 3 天检查伤口。⑥减少敷料，移除引流管。⑦继续静脉注射抗菌药物直到伤口愈合。

5.7　并发症。①伤口破裂或感染。②患肢痛。③残肢溃疡。

参考文献

1. Smith N. On amputation on the knee joint. Am Med Rev J，1825，2：370-371.

2. Bowker JH，San Giovanni TP，Pinzur MS. North American experience with knee disarticulation with use of a posterior myofasciocutaneous flap. Healing rate and functional results in seventy-seven patients. J Bone Joint Surg Am，2000，82（11）：1571-1574.

3. Jansen K，Steen Jensen J. Operative technique in knee disarticulation. Prost Ortho Int，1983，7（2）：72-74.

4. Faber DC，Fielding LP. Gritti-Stokes（ through knee ）amputation：should it be reintroduced？ South Medical J，2001，94（10）：997-1001.

5. Kirkup JR. A History of Limb Amputation. Springer，2007，11：35.

6. Blanc CH，Borens O. Amputations of the lower limb—an overview on technical aspects. Acta Chir Belg，2004，104（4）：388-392.

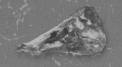

7. Ten Duis K，Bosmans JC，Voesten HG，et al. Knee disarticulation：Survival，wound healing and ambulation. A historic cohort study. Prosth Orth Int，2009，33（1）：52-60.

8. Howard RR，Chamberlain J，Macpherson AI. Through knee amputation in peripheral vascular disease. Lancet，1969，2（7614）：240-242.

9. Beacock CJ，Doran J，Hopkinson BR，et al. A modified Gritti-Stokes amputation：its place in the management of peripheral vascular disease. Ann R Coil Surg Engl，1983，65（2）：90-92.

10. Baumgartner RF. Knee disarticulation versus above-knee amputation. Prosth Orth Int，1979，3（1）：15-19.

11. Martin P，Renwick S，Thomas EM. Gritti-Stokes amputation in atherosclerosis：a review of 237 cases. Br Med J，1967，3（5569）：837-838.

12. Jensen JS，Mandrup-Poulsen T，Krasnik M. Wound healing complications following major amputations of the lower limb. Prosthet Orthot Int，1982，6（2）：105-107.

13. Lishman IV. The Gritti-Stokes amputation in peripheral vascular disease. J R Coll Surg Edinb，1965，10：212-220.

14. Mazet RJ，Hennessy CA. A new technique & a new knee joint mechanism. Orthopaedic Prosth App J，1966：39-53.

15. Houghton A，Allen A，Luff R，et al. Rehabilitation after lower limb amputation：a comparative study of above-knee and Gritti-Stokes amputations. Br J Surg，1989，76（6）：622-624.

16. Doran J，Hopkinson BR，Makin GS. The Gritti-Stokes amputation in ischaemia：a review of 134 cases. Br J Surg，1978，65（2）：135-137.

17. Gottschalk F. Transfemoral amputation：biomechanics and surgery. Clin Orthop，1999，361：15-22.

（Aziz Nather，Amalina Anwar）

第二十章

膝上截肢

1. 简介

AKA 是一种下肢跨股骨截肢，可以分为 3 个类型：高（仅低于小转子），标准（骨干）及低（髁上）（图 20-1）。

AKA 使伤口愈合的可能性更高，因为在该水平的部分肌肉有更好的血管分布。在复查的超过 4400 次的截肢术中，只有 8% 的 AKA 由于并发症而进行修复或重新截肢。在另一项研究中，Robbs 和 Ray 报道了 AKA 的失败率为 9%，而 BKA 的失败率为 25%。伤口感染的发生率 AKA 为 2%，BKA 为 10%。此外，AKA 的手术死亡率为 15%，术后 2 年死亡率上升至少为 25%；而 BKA 的手术死亡率为 9%，术后 2 年为 50%。

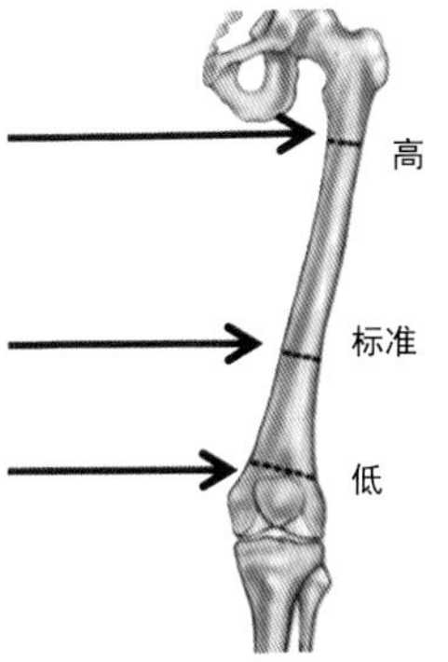

图 20-1　AKA 分类：高、标准、低

行 AKA 的患者需要消耗更多的能量来行走，比身体健康的人群大约高出 65%。即使没有伴随的医疗问题，患者在速度、节奏或步行经济方面也无法达到正常状态。

AKA 的静态负重平均值为 88.36%，BKA 为 94.93%。AKA 的平均动态速度为 0.78m/s，而 BKA 为 1.70m/s。Jones 等 1997 年对 73 例 BKA 和 AKA 患者的研究中显示，60% 的 AKA 患者没超过 1m/s，这可能是因为下肢的机械结构的改变，包括在内收肌结节处固定内收肌，髋关节外展肌作用丧失导致了残余的股稳定性丧失，这种动态屈曲诱导畸形不利于行走。

在行 AKA 时，应保持尽可能长的长度。长的残肢容易悬挂和对准假体。更长的长度也提高了患者的功能性能力。Bell 等 2014 年的研究表明，行走速度为 1.11m/s 残肢较短，1.28m/s 的残肢较长。

2. 外科解剖学

2.1　肌肉（图20-2，表20-1）。

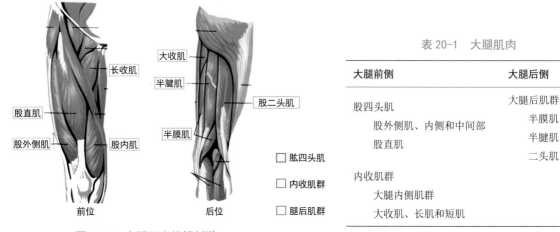

图 20-2　大腿肌肉的解剖学

表 20-1　大腿肌肉

大腿前侧	大腿后侧
股四头肌	大腿后肌群
股外侧肌、内侧和中间部	半膜肌
股直肌	半腱肌
	二头肌
内收肌群	
大腿内侧肌群	
大收肌、长肌和短肌	

2.2　血管。①股动脉：大腿和股骨的主动脉（图20-3），是髂外动脉进入股三头肌的延续。②深股动脉：来自股动脉的后外侧，并经过后侧和远端。③腘动脉：腘窝的股动脉延续。

2.3　神经。坐骨神经：在腘窝分成腓总神经和胫神经（图20-4）。

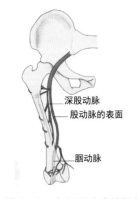

图 20-3　大腿股动脉的解剖学

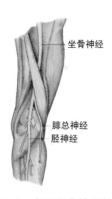

图 20-4　大腿坐骨神经的解剖学

2.4　大腿的横截面：AKA 截肢位（图20-5）。

3. 手术原则

3.1　最佳长度。骨横切水平应尽可能在末端，一个较长的残肢会给患者提供更好的平衡，膝关节上方最理想的跨股骨长度是 12cm，以适应假肢膝关节（图20-6）。

3.2　伤口修复。为了更好的创伤修复，骨截面应在髁上的区域在这个水平上，骨被肌肉环绕并且具有更多的血管在髁的区域，股骨被肌腱环绕，并相对无血管在这个水平上的横截面会导致伤口愈合不良。

3.3　实施肌肉固定术。肌肉固定涉及直接缝合肌肉或肌腱，且其筋膜可提供固定以抵抗肌肉移动，保持功能和提供远端骨填充（图20-7）。

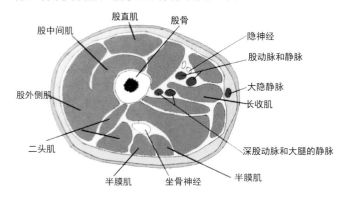

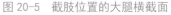

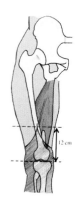

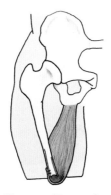

图 20-5　截肢位置的大腿横截面　　　图 20-6　截肢水平和鱼口切口　　图 20-7　行 AKA 时，股内肌的肌肉固定术

行 AKA 时，肌肉固定术是非常有用的：保持外展肌－内收肌平衡；保持股四头肌－肌腱强度。①外展肌－内收肌平衡：一个正常的肢体，外展肌和内收肌一块平衡骨盆一侧的外展肌和另一侧的内收肌保持骨盆的位置和预防倾斜。在 AKA 中，内收肌的横截面引起内收肌强度的显著下降（70%），这导致了强度的不平衡，骨盆会向外展肌强烈收缩的一侧倾斜。AKA 主要的变形力是诱导和弯曲，当剪断内收肌，臀部对侧的外展肌会将假肢移位到绑架内收肌，肌肉固定对预防臀部的外展肌是非常重要的，其也能在训练步法阶段保持股内以最理想的假肢功能。②股四头肌－肌腱强度：为了保持横断面股四头肌和肌腱的强度，应用肌肉固定术。这防止肌肉随着时间萎缩，并且能够固定股骨残肢的肌肉。AKA 之后，股骨肌肉的固定对保持肢体强度是至关重要的。

4. 手术指征

①膝下截肢失败；②足部感染扩散到腿中部；③缺血扩散到腿中部；④腿部感染或缺血引起膝盖弯曲部分缺血。

5. 术前准备

如果患者手术前血红蛋白浓度低于 11g/dL，外科手术中应准备 2 个单位的血液。

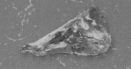

6. 麻醉

①采用整体或脊髓麻醉；②术前静滴抗菌药物。

7. 患者体位 / 止血带

①用绷带绑腿；②使患者处于仰卧位；③将沙袋放置于截肢一侧的下面；④使用止血带，但不要加压；⑤术前导尿。

8. 手术方法

1）标记相等的皮瓣（鱼嘴切口）骨骼横断面的远端（图20-8，图20-9）。

2）对皮肤上的骨切程度进行标记。

3）将皮瓣切至深筋膜水平前方和后方（图20-10）。

4）将腿放置在铺有治疗巾的换药盘上。大腿对盘子的压力防止了后皮瓣的静脉出血（压塞效应）（图20-11）。

5）前切除术、固定并结扎大隐静脉。如图所示放置骨膜起子（图20-12）。用手术刀分层切割大腿肌肉和膝盖伸肌。固定、分离并结扎动脉钳所遇到的任何血管。

6）继续向前进行肌肉解剖直至达到股骨骨膜表面。将主要肌肉小心进行等分，使用电刀减少出血，并为后续的软组织重建进行缝合。这些包括四头肌，肌腱和内收肌部分。

7）用记号笔标记骨切程度（图20-13）。

8）用摆锯切断股骨（图20-14）。一个可延展的牵开器放置在股骨后侧可以防止臀部软组织和皮瓣受损。用锯或锉刀打磨股骨边缘，使剩余边缘光滑并使假体接触面减小。

9）固定表面股动脉和静脉（图20-15）并用两股0- 丝线将动静脉2遍。双重固定并结扎深股动脉及其伴深静脉。

10）辨认股后坐骨神经、腘动脉血管。把神经轻轻地拉动约2cm，用不可吸收缝线进行缝合并用刀在尽可能高的位置横切。这对于防止神经瘤形成至关重要、固定并结扎小隐静脉（后侧皮瓣）。

11）用截肢刀快速切断后筋膜室肌肉（图20-16）。

12）把残肢放在截肢的支架上安全性止血，固定并保护所有出血血管。

13）用射灌洗器冲洗伤口，用2L 生理盐水（图20-17）.

14）采用2层固定在术股骨残肢（图20-18）。穿过股骨切口末端的皮质，在末端上部约1cm

处钻出来。固定内收肌股骨残端肢并越过。当内收肌被束缚至前面的肌皮瓣时，应该注意保留股骨最大内收肌。股骨头周围的肌肉重建对于保持良好的平衡至关重要。

15）股四头肌和残端肌肉互相覆盖股骨的骨端，股骨伸直以避免髋关节屈曲挛缩。股骨的肌肉稳定是　保持肢体力量的必要条件。

16）在伤口的外侧插入一个引流管，出口在伤口的侧面（图20-19），作为大隐静脉位于内侧。用丝线（2-0丝线）固定引流管以防止滑脱。

17）在深筋膜的中部，在股骨的骨膜上，用1-0-薇乔针缝合。在这一缝合中心的两边，用大约3～4条缝合线将深筋膜连接在一起。用无齿镊来处理组织。

18）用垂直缝合皮肤，这些缝线相距很远。确保他们不会因为太紧而使皮肤感到勒。

19）使用油纱在伤口上覆盖敷料。然后盖上纱布、脱脂棉，再用绷带包扎残肢。最后，用弹力绷带加压包扎。

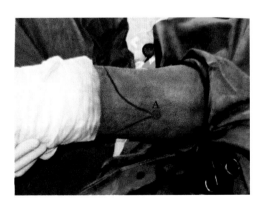

图20-8　内侧皮瓣标记。A：骨横断水平

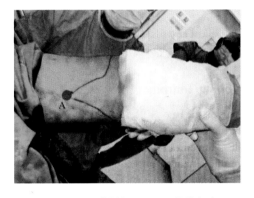

图20-9　外侧皮瓣标记。A：骨横断水平

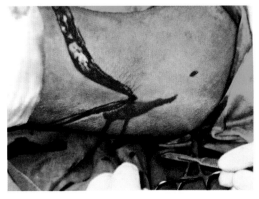

图20-10　解剖深筋膜

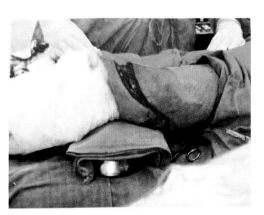

图20-11　用弯盘盘形成填塞效应

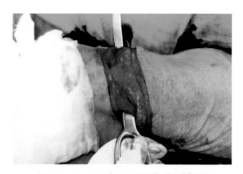

图 20-12　四头肌下的骨膜剥离器

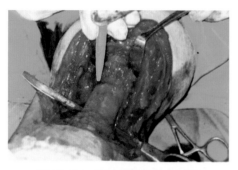

图 20-13　标记股骨截骨水平面

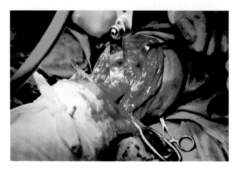

图 20-14　利用摆锯

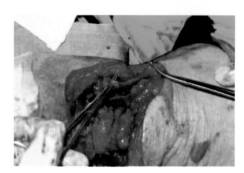

图 20-15　夹紧的股动脉

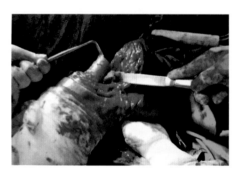

图 20-16　使用截肢刀

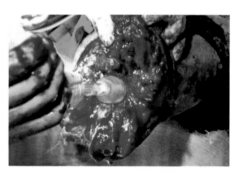

图 20-17　射灌洗器

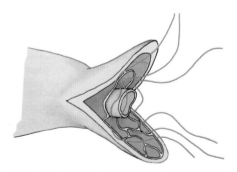

图 20-18　内收肌、股四头肌、筋膜和股骨

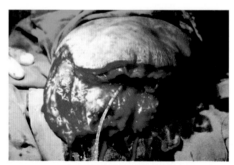

图 20-19　放置引流的 2 层内收肌固定术

9. 术后处理

1）24 小时中每 4 个小时测量 1 次参数（血压、心率、呼吸率、动脉氧饱和度）。

2）施行镇痛控制（如 IM 哌替啶，75mg/ 次，1 次 /6 小时）。

3）持续静脉注射抗菌药物。

4）监控引流管。如果在手术后的第 1 天引流超过 300ml，引流管应夹闭。当患者发生过度出血时，打电话给会诊医师检查排除原发性出血。如果引流量不超过 50ml，则第 3 天拆掉引流管。

5）检查伤口。减少敷料，移除引流管

10. 康复

· 术后第 2 天，进行残肢练习。

· 术后第 2 天，用一个行走架移动并在双杠上保持平衡。

· 术后 14 ～ 21 天拆线（待伤口愈合）。

残肢调节。待伤口检查完毕，则采用碎片收缩机或残端包扎。残肢调节促进在使用假体前必须发生的自然萎缩过程。这有助于使残肢变细并防止水肿。

11. 并发症

①伤口坏死。②血肿形成（皮肤下的压力）。③神经瘤。④患肢痛（断肢区感觉痛）；患肢感（感觉断肢仍然存在）。

参考文献

1. Terrel DB，Bickels J. Section TV. Chapter 40：Above-knee Amputation//Malawer MM，Wittig JC，eds. Operative Techniques in Orthopaedic Surgical Oncology. Philadelphia：Lippincott Williams & Wilkins，2012.

2. Sugarbaker P，Bickels J，Malawer M. Chapter 22：Above Knee Amputation// Malawer MM，Sugarbaker PH，eds. Musculoskeletal Cancer Surgery. Netherlands：Kluwer Academic Publishers，2001.

3. Eneroth M. Factors affecting wound healing after major amputation for vascular disease：a review. Prost Orthot Int，1999，23（3）：195-208.

4. Robbs JV，Ray R. Clinical predictions of below knee stump healing following amputation for ischaemia. S Afr Surg，1982，20（4）：305-306.

5. Ploeg AJ，Lardenoye JW，Peeters V，et al. Contemporary series of morbidity and mortality after lower limb amputation. Eur J Vase Endovasc Surg，2005，29（6）：633-637.

6. Volpicelli LJ，Chambers RB，Wagner Jr FW. Ambulation levels of bilateral lower-extremity amputees，analysis of one hundred and three cases. J Bone Joint Surg Am，1983，65（5）：599-605.

7. Gonzalez EG，Corcoran PJ，Reyes RL. Energy Expenditure in below-knee amputees：correlation with stump length. Arch Phys Med Rehabil，1974，55（3）：111-119.

8. Gottschalk F. Chapter 20A：Transfemoral Amputation：Surgical Procedures// Bowker JH，Michael JW. Atlas of Limb Prosthetics：Surgical，Prosthetic and Rehabilitation Principles. St Louis：Mosby-Year Book Inc.，1992.

9. Jones ME，Bashford GM，Mann JM. Weight bearing and velocity in trans-tibila and trans-femoral amputees. Prosthet Orthot Int，1997，21（3）：183-186.

10. Gottschalk FA，Kourosh S，Stils M，et al. Does socket configuration influence the position of the femur in above-knee amputation？ J Prosthet Orthot，1990，2：94-102.

11. Bell JC，Wolf EJ，Schnall BL，et al. Transfemoral amputations：is there an effect of residual limb length and orientation on energy expenditure？ Clin Orthop Relat Res，2014，472（10）：3055-3061.

12. Gottschalk E，O'Sullivan RM，Porter D. Chapter 85：Amputations，prosthetics and orthotics// Sivananthan S，Shery E，Warnke P，et al. Mercer's Textbook of Orthopaedics and Trauma. London：Edward Arnold Ltd，2012.

13. Murphy D. Fundamentals of Amputation Care & Prosthetics. New York：Demos Medical Publishing，2013.

14. Hamill J，Knutzen KM. Biomechanical Basis of Human Movement. Baltimore：Lippincott Williams & Wilkins，2006.

15. Wheeless CR. Above the Knee Amputation. Wheeless' Textbook of Orthopaedics. North Carolina：Duke Orthopaedics，2012.

（Aziz Nather，Julia Cheong Ling Yu）

第二十一章

足溃疡坏疽患者循环系统状态的评价

1. 患有周动脉疾病的糖尿病足溃疡患者

研究显示，近50%的糖尿病足溃疡患者存在明显的的外周动脉疾病（peripheralarterial disease，PAD）。足部溃疡合并PAD被认为是严重的肢体缺血。下肢循环达到令人满意的效果是治疗糖尿病足损伤的先决条件。因此，在所有糖尿病足溃疡（坏疽）患者的评估中，下肢循环状态的临床评估十分必要。即使在临床评估中有轻微的缺血成分提示，仍需进一步研究。

2. 下肢循环状态的临床评价

2.1 病史。伴有全身动脉粥样硬化相关身体疾病（高血压、高脂血症、缺血性心脏病、脑卒中、慢性吸烟者）的糖尿病患者患PAD的风险更大。既往有对侧下肢PAD病史的患者更易出现肢体动脉阻塞。部分患者可能有小腿跛行的病史。然而，大多数糖尿病PAD患者没有跛行经历，因为这种疾病通常不累及对小腿肌肉进行血液供应的下肢动脉。

2.2 体检。①观察下肢营养的变化，包括皮肤受损变薄，脱发和脚趾指甲异常（图21-1）②逐一详细检查所有下肢动脉搏动（股动脉，腘动脉，胫后动脉和足背动脉）（图21-2），特别是在肥胖患者中检查腘动脉搏动可能很困难。当一个或多个动脉搏动检测不到时，有必要进行下一步系统的动脉检查。③脚部出现皮肤增厚或严重水肿时，足背动脉和胫后动脉的临床触诊不佳。一种方法是使用手持多普勒仪器检测动脉血流信号。但是，需要使用者注意的是，多普勒仪器比触诊更敏感。血管从正常到中度受损都会产生正向多普勒信号。因此，多普勒信号阳性不等于临床可感知脉冲。

多普勒信号阳性不能确诊相应动脉无明显阻塞。结果必须与其他临床条件一起解释。多普勒检查的意义在于比较治疗前后血动的变化情况。④ PAD 患者的脚和脚趾的皮肤温度通常较低。然而，在具有自主神经病变的糖尿病患者或患有足部感染的患者中，皮肤温度却可能很高。皮肤颜色也会有同样的情况，慢性 PAD 患者由于过度的毛细血管扩张可能具有红色的皮肤颜色。进一步检查下肢循环状态，评估是否患有 PAD。

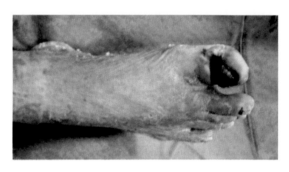

图 21-1　PAD 导致的下肢营养流失，脱发，皮肤受损变薄及指甲异常同时伴随大拇指坏死

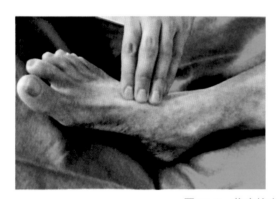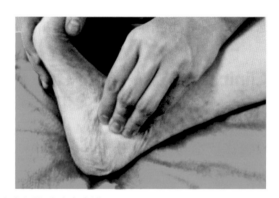

图 21-2　临床检查足背动脉和胫后动脉脉搏

3. 下肢循环状况检查

为了彻底检查下肢循环状态，我们可以检查血流，血管解剖通畅以及下肢组织灌注情况。

3.1　压力研究。压力研究提供了下肢周围动脉的血流信息，其非侵入性且相对容易实施。因此，压力研究通常是动脉系统的第 1 项调查。

下肢循环状态检查最基本和最简单的调查是踝臂压力指数（ABPI），可以使用手持多普勒仪器和血压计在床边进行。大多数血管实验室通常配有便利的机器来产生压力和波形信息（图 21-3）。踝动脉压力与肱动脉的比例（左侧或右侧，以较高者为准）作为参考。因此，ABPI 实际上具有 DP/

臂和 PT/ 臂 2 个比例。两种比例都需要看，DP 和 PT 的脚供应区域是不同的，有时是重叠的。

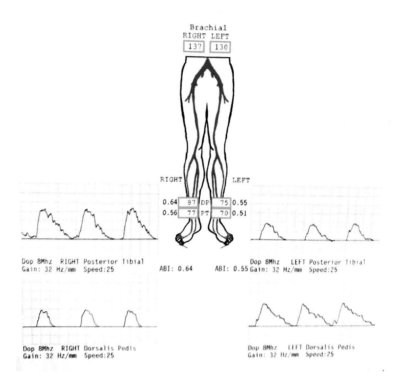

图 21-3　糖尿病足溃疡患者双侧下肢 PAD 的 ABPI 报告

ABPI 在 0.9～1.1 被认为是正常的，低 ABPI 证实下肢动脉阻塞的存在。但是，由于动脉壁的钙化，假性正常 ABPI 在糖尿病患者中相当普遍。临床医师必须将 ABPI 与临床结果一并解释。异常高（ABPI > 1.4）显示了心血管功能不全，一些临床医师在糖尿病患者中已经完全放弃了 ABPI（因其常会出现假阴 / 阳性结果）。

脚趾压力研究（图 21-4）测量数字动脉压力，并与最高的臂压进行比较，以提供脚趾压力指数 TPI（图 21-5）。可以使用绝对脚趾压力或 TPI 来确定循环状态。脚趾压力和 TPI 可用于诊断动脉阻塞，评估血管重建效果和预测糖尿病足部患者的伤口愈合。TPI > 0.7 是正常的，0.64～0.7 被认为是边界值，TPI < 0.64 表示存在动脉疾病。如果绝对脚趾压力降至 < 30mmHg，伤口愈合不太可能，脚趾压力表示脚趾和前脚掌（其为足背动脉区域）的灌注状态，不表示足跟部区域的灌注（主要是后胫骨和腓动脉血管）。此外，脚趾压力值可能会随体位而改变。测量时测量方法应标准化，特别是评估血运重建是否成功。

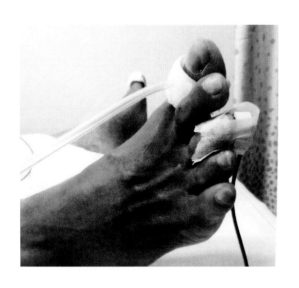

图 21-4　检测指环放置在右脚木质上进行脚趾压力研究

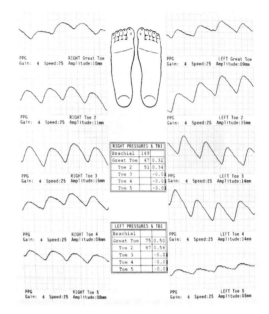

图 21-5　ATPI 报告显示右肢严重动脉阻塞性疾病

3.2　成像研究。行血运重建术（血管内或旁路手术）前，需要掌握该部位的解剖信息和动脉阻塞的严重程度。

双相超声研究（实时 B 模式图像和脉冲多普勒血流研究的组合）提供关于动脉解剖学的动态信息（图 21-6，图 21-7），辨别动脉阻塞的位置和严重程度。不需要造影剂，因此消除了对肾功能的损害。在 BMI 正常并配合的患者中，双相学研究能够从远端髂动脉到踝足部区域进行筛查。然而，在肥胖患者中，深部动脉如髂动脉可能无法很好地评估。此外，双相学检查还是高度依赖于医师经验（图 21-8）。此外，超声结果在粥样硬化动脉中变得不可靠，因为没有用于超声波穿透的窗口。

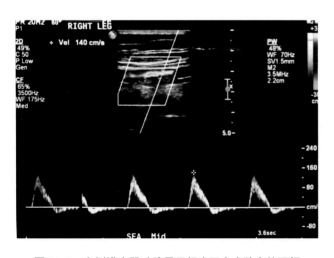

图 21-6　右侧浅表股动脉显示轻度至中度狭窄的双相

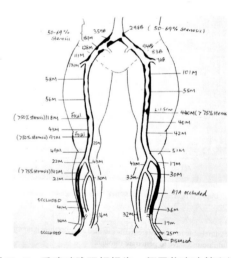

图 21-7　重建动脉双相报告，便于临床决策和治疗

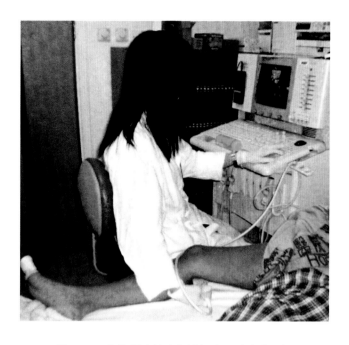

图 21-8　血管超声检查师进行右下肢动脉双相

　　CT 血管造影（CTA）是下肢动脉评估的另一种常用的成像方式。操作较复杂，图像质量不受患者身体习惯的影响。另一方面，需要碘基对比试剂来详细评估动脉状况因此，这可能不适合中度肾损伤的糖尿病患者。一个良好的计算机 3D 动脉系统重建需要从基本的纵向图到骨骼消除，以得出较准确的血管图像。此外，当小血管存在致密钙化时，其通畅性很难评估。

　　磁共振血管造影（MRA）提供了良好的下肢动脉系统的图像。与 CTA 类似，需要后期处理图像数据以得到准确的血管图像。行 MRA 检查时需用造影剂钆，其比碘剂造影剂肾毒性小，CKD4/5 和肾衰竭患者更适宜选择 MRA。图像采集时间范围为 30 ～ 60 分钟。无法配合或有幽闭恐惧症的患者不适合 MRA。许多先进的医疗中心正在使用不同的方法开发未增强的（不需要对比度的）MRA，虽然不是广泛使用的，但可能是未来动脉系统评估的选择。

　　3.3　组织灌注研究。 这些研究提供了伤口周围组织灌注的信息。该信息对于评估血运重建成功和对伤口愈合的预测更为重要。

　　经皮氧压力 $TcpO_2$ 测量是一项非侵入性研究（图 21-9），将电极放在受检者皮肤上，通过电极加热皮肤，使氧气从毛细血管中弥散出来扩散到皮肤；电极监测皮肤氧分压可反映皮肤组织细胞的实际氧供应量。$TcpO_2$ 的绝对值或局部灌注指数 RPI（在躯干上方，如前胸壁处另置一测试电极同时测定 $TcpO_2$ 值，肢体 $TcpO_2$ 与躯干 $TcpO_2$ 的比值即为 RPI）均可用于评估皮肤血流状况，$TcpO_2 >$

40mmHg 提示下肢伤口可能获得治愈。为了测量 TcpO$_2$，将电极粘附到足部损伤附近的皮肤上（图 21-10），注意将电极边缘与周围空气隔离。为了获得准确的值，优选病灶附近多 TcpO$_2$ 测量。对于放置 Tcp0$_2$ 电极区域，需要具有平坦的表面和健康的皮肤状况（图 21-10）。因此，对于足底小脚，足部皮肤状况不佳或下肢严重水肿的患者，测量 TcpO$_2$ 可能不可行，或者获得的值可能不准确。类似于 TPI，TcpO$_2$ 是位置依赖性的。需要对执行测量的方法进行标准化。

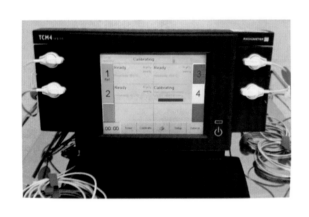
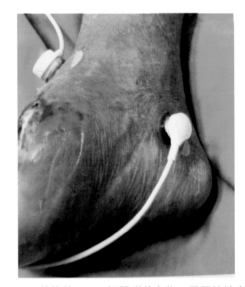

图 21-9　Tcp0$_2$ 机器检测组织氧分压　　图 21-10　一单位的 Tcp0$_2$ 机器附着在伤口周围的健康皮肤上

皮肤灌注压 SPP 是另一种组织灌注评估的方法，用于预测伤口愈合。其测量过通过精确控制将微循环血流阻断后，恢复微循环血流时后需要的压力。

4. 总结

在糖尿病足溃疡患者的评估过程中，应该经常询问是否有 PAD 的患者因素。足够的血液流向下肢对伤口愈合至关重要。如果临床评估存在下肢缺血危险因素，及时请血管专家进行彻底评估，早期血运重建是糖尿病足部伤口愈合成功的关键。

参考文献

1. Prompers L，Huijberts M，Apelqvist J，et al. High prevalence of ischaemia，infection and serious comorbidity in patients with diabetic foot disease in Europe. Baseline results from the Eurodiale study. Diabetologia，2007，50（1）：18-25.

2. Gershater MA，Londahl M，Nyberg P，et al. Complexity of factors related to outcome of neuropathic and neuroischaemic/ischaemic diabetic foot ulcers：a cohort study. Diabetologia，2009，52（3）：398-407.

3. Pasqualini L，Schillaci G，Pirro M，et al. Prognostic value of low and high ankle-brachial index in hospitalized medical patients. Eur J Intern Med，2012，23（3）：240-244.

4. Kalani M，Brismar K，Fagrell B，et al. Transcutaneous oxygen tension and toe blood pressure as predictors for outcome of diabetic foot ulcers. Diabetes Care，1999，22（1）：147-151.

5. Weinreb JC，Abu-Alfa AK. Gadolinium-based contrast agents and nephrogenic systemic fibrosis：why did it happen and what have we learned？ J Magn Reson Imaging，2009，30（6）：1236-1239.

6. Fischer A，Maderwald S，Orzada S，et al. Nonenhanced magnetic resonance angiography of the lower extremity vessels at 7 tesla：initial experience. Invest Radiol，2013，48（7）：525-534.

7. Hodnett PA，Ward EV，Davarpanah AH，et al. Peripheral arterial disease in a symptomatic diabetic population：prospective comparison of rapid unenhanced MR angiography（MRA）with contrast-enhanced MRA. AJR Am J Roentgenol，2011，197（6）：1466-1473.

8. Andrews KL，Dib MY，Shives TC，et al. Noninvasive arterial studies including transcutaneous oxygen pressure measurements with the limbs elevated or dependent to predict healing after partial foot amputation. Am J Phys Med Rehabil，2013，92（5）：385-392.

9. Arsenault KA，Al-Otaibi A，Devereaux PJ，et al. The use of transcutaneous oximetry to predict healing complications of lower limb amputations：a systematic review and meta-analysis. Eur J Vase Endovasc Surg，2012，43（3）：329-336.

（Jackie Ho Pei）

第二十二章

临床肢体缺血患者保肢和血运重建

1. 简介

充足的血液供应是伤口愈合的基本要素。因此，在具有足部病变和中度或重度 PAD 的糖尿病患者中，迅速血运重建（恢复供血）在伤口愈合和肢体保护中起着至关重要的作用。

2. 治疗顺序

糖尿病足国际工作组（www.iwgdf.org）推荐糖尿病足溃疡的 4 项管理原则：①治疗任何相关感染；②尽可能的迅速进行血运重建；③减少对溃疡部位的创伤；④伤口和伤口床的管理，以促进愈合。初步评估糖尿病足溃疡患者 PAD 时，如果存在深部脓肿或湿性坏疽伴全身性败血症，应立即进行脓肿排出，坏死组织清创和截肢，以防止传播和进一步的组织死亡。同时有必要配合适当的抗菌药物，然后根据组织培养结果进行修正。应尽快行动脉系统呈像并安排进行血运重建手术，以便为伤口愈合提供更好的血液供应。血运重建后，需要进行更进一步的伤口治疗，以实现保肢的最终目标。在湿性坏疽严重并且无法保留功能性足部的情况下，则需要进行下肢截肢才能保住生命。

如果仅是足部病变的表面感染（如溃疡周围的局部感染或表面蜂窝组织炎或淋巴管炎），则即刻行抗菌药物治疗和病变的局部。尽快进行血运重建。一旦血液供应恢复，就考虑进一步对足部病变上的坏死组织进行微小截肢或清创术，使得伤口能够快速愈合。如果足部病变上没有感染仅为坏死，使用同样的策略。

"时间就是组织"适用于严重的肢体缺血。即使手术清除和血运重建的顺序可能会根据活动性感染的严重程度而改变，但是需要以最快的方式控制感染和重建良好灌注。耽误任何一部分都会导致保肢的努力无效。因此，各专业专家紧密互动和多学科高效协作多学科综合小组成为了护理这批患者的更优选方式。

3. 血管体区概念

整形外科医师 Taylor 和 Palmer 于 1987 年首次报道了他们的"血管体区"工作。灌注血管体区的概念描述了通过特定动脉和静脉的解剖组织单元（血管体区）的血液供应和引流。在足部，有 6 个血管体区。胫后动脉供应 3 个血管体区，包括内侧足跟、内侧足底（和脚趾）和外侧足底（和脚趾）。胫前动脉供应足背及内侧脚趾。内侧脚趾接收来自胫前动脉和胫后动脉的血液供应。腓动脉供应前外侧足部、后外侧足部和足跟。这 3 条动脉之间通过脉络和足弓存在着交叉循环。在患有膝盖下动脉阻塞性疾病的严重肢体缺血（critical limb ischemia，CLI）（患有足部溃疡或坏疽）中，主要供应给组织损伤区域的动脉的血运重建称为直接血运重建，而非主要供应区域的动脉的血运重建称为间接血运重建。

直接或间接血运重建是否会影响 CLI 患者的伤口愈合和保肢？ Neville 等报道了他们对 52 例需要进行胫骨动脉搭桥手术的足部溃疡患者的回顾性研究。这些患者接受了从胫动脉搭桥到病变血管体区的直接血运重建，伤口治愈率和保肢率明显增高。Iida 等也报道了他们对 369 例肢体缺血性组织损伤的分析，采用血管内介入的直接血运重建治疗，有助于更好的保肢和无截肢生存。Kaber 等报道了 64 例缺血性足部伤口的伤口愈合和保肢的回顾性分析，分析显示通过直接血运重建治疗的伤口愈合率明显更高。直接血运重建患者比间接血运重建患者保肢时间约多半年。

血管体区的概念是缺血性足部病变的糖尿病 CLI 患者进行血运重建的重要策略。在临床决定哪条胫动脉要先施行远端搭桥手术或哪条膝盖下血管要先施行血管内介入治疗时，其目标是尽可能实现直接血运重建。但是，如果直接血运重建不可行，间接血运重建也可以提供合理的伤口愈合率和保肢率。当缺血性足部病变相对较小且较集中时，打通供应血管体区特定动脉将会实现良好的血运重建。但是，在患有大范围组织损伤的患者中，病变涉及的区域在多于一个血管体区或多个血管体区时，将需要尽可能多的膝盖下动脉的血运重建以增强伤口愈合和保肢。

4. 糖尿病 CLI 患者血运重建的挑战性

糖尿病 CLI 患者动脉阻塞的模式主要是腹股沟以下尤其是膝盖以下病变、多层次病变和动脉完全闭塞。常见的是动脉中层钙化。钙化不会直接导致动脉阻塞，但是在手术中难以进行动脉评估和搭桥吻合术。很多糖尿病 CLI 患者也患有多种副发病变，包括局部缺血性心脏病、高血压、高血脂症、中风、慢性肾病。这些副发病变增加糖尿病 CLI 患者进行血运重建手术的围手术期风险—外科手术搭桥、血管内介入治疗或混合手术。

5. 血运重建的方式

对糖尿病 CLI 患者的肢体远端血运重建的主要方式是动脉搭桥手术、血管内介入或两者结合（对于多层动脉病变）。搭桥手术和血管内介入都各有其优点、缺点和局限性（表 22-1）。临床医师报道使用搭桥手术（图 22-1～图 22-6）或血管内介入治疗糖尿病 CLI 患者（图 22-7～图 22-12）具有良好的保肢率。在专科中心可实现的长期保肢率达 78.2%～82%。血运重建失败、存在溃疡和透析时肾衰竭是不利于保肢的预后因素。

对于哪种血运重建应是糖尿病严重肢体缺血患者的首选方法，仍存有争议。目前，只有一项涉及多种手术方式随机对照试验，对腹股沟下动脉病变的严重肢体缺血患者是首选血运重建还是搭桥手术进行了比较（BASIL 研究）。早期结果显示首选血运重建和首选搭桥手术的小组具有类似的无截肢存活和总存活率。长期结果显示，进行血运重建手术的患者存活超过 2 年，首选搭桥手术的小组比首选血运重建的小组更好。然而，这项研究并没有特别针对糖尿病患者。仅 42% 的研究对象是糖尿病患者。此外，通过血运重建预测大多数糖尿病 CLI 患者的存活率十分困难。尽管存活预测模型已由 BASIL 小组制定，但是该预测模型的有效性还未在亚洲人群中验证。

表 22-1　动脉搭桥手术和血管内介入治疗的优缺点以及局限性

对比项目	动脉搭桥手术	血管内介入治疗
机体损伤	重大的	最小的
麻醉	区域或全身麻醉	局部或区域麻醉
再干预的便利性	难的	相对容易
伤口并发症	可能发生（尤其是手术部位接近溃疡区域）	概率较低
动脉通路问题	概率较低	可能发生（血肿和假性动脉瘤）
血管通畅	良好（取决于血流通畅度及血管质量）	一般（取决于血管损伤严重程度及血管流通畅度）
动脉夹层和动脉栓塞	概率低	可能
前提条件	病变部位动脉的近端和远端均能找到合适的静脉作为血管连接	血管远端通畅（血管内有钙化非禁忌证）
限制条件	①靶动脉远端因口径小或严重钙化，因此不适合搭桥手术。②在手术或麻醉时，患者会现出复杂严重的并发症。③远端搭桥手术通常只针对 1 条踝动脉	①如果动脉严重钙化，则再通后也难达到满意的血管管径。②肾病或肾衰竭患者有很大的手术风险。

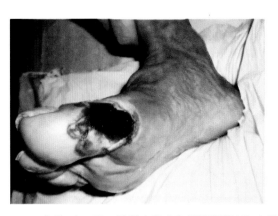

图 22-1　T 先生（59 岁，糖尿病患者和慢性吸烟者）右胫骨的临床照片。动脉阻塞和右边大拇指感染坏疽（MRSA 感染）

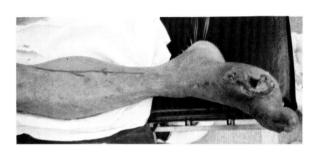

图 22-2　实施右胫后动脉血管成形术和右边大拇指截肢，但伤口情况持续恶化，安排搭桥手术

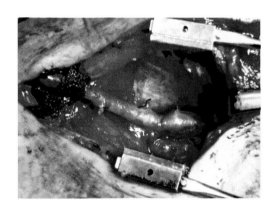

图 22-3　大隐静脉逆转吻合术的右腘动脉的术中照片

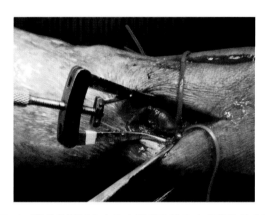

图 22-4　踝关节区域上方的右胫后动脉吻合术逆转的大隐静脉的术中照片

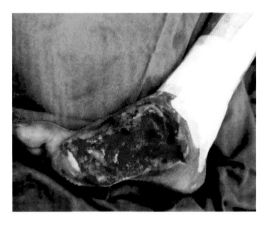

图 22-5　右腘 - 胫后动脉 Bypass 手术，进行第 2 趾截肢和坏死组织的清创术

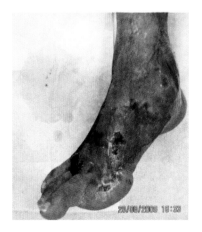

图 22-6　伤口护理和局部植皮术后，右脚伤口痊愈

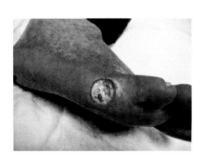

图 22-7　C 先生（64 岁，糖尿病患者、伴有高血压和高脂血症）出现右脚外侧疼痛性溃疡。临床检查股动脉搏动强劲，腘动脉和远端动脉未触及

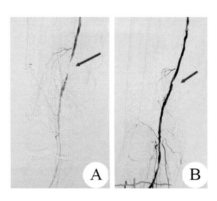

图 22-8　对 C 先生实施血管内介入治疗，旨在恢复他脚部的血液供应。血管造影片显示右侧远端股动脉 SFA 短段完全阻塞（A，箭头）以及血管成形术后的情况（B，箭头）

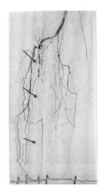

图 22-9　除了 SFA 病变，还出现了腿部主要动脉，也就是右胫前动脉（箭头）、胫腓大血管、腓动脉和胫后动脉堵塞。通过侧支循环进行远端胫前动脉再造（箭头）

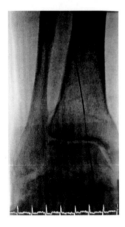

图 22-10　利用组合的顺行植入和导丝技术实现右胫前动脉闭塞后再通影像学显示踝关节区域远端胫前动脉的逆行穿刺

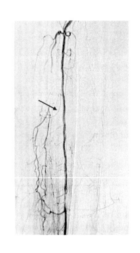

图 22-11　血管造影显示球囊血管成形术后右胫动脉（箭头）

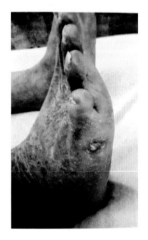

图 22-12　2 个月细致的伤口护理后右足溃疡痊愈，右侧胫前动脉的情况（箭头）

　　患者副发病变、静脉通畅度、静脉的选取以及良好的手术策略大大影响了糖尿病 CLI 患者 Bypass 手术后的临床结果（移植通畅、保肢和存活）。另一方面，已研究出新的治疗方法，可改善血管内介入治疗后的动脉通畅情况，包括经皮腔内斑块旋切术以及球囊导管术。然而，针对新治疗方法展开的所有临床结果研究并不紧紧关注糖尿病患者。许多研究仅关注小比例的 CLI 患者，一些研究显示了矛盾的结果，而一些研究结果需要被验证。

　　任何一种方法（Bypass-first 和 Endovascular-first）都并不是适合所有 CLI 患者的最佳方法。根据糖尿病 CLI 患者存活率的更多资料以及 Bypass 手术和血管内介入治疗后的下肢血运重建情况，各个地区或国家可基于个人医疗风险、动脉栓塞严重程度以及足部病变情况制定个性化治疗方案。

6. 血管再生后的措施

成功的血管再通提高了糖尿病 CLI 患者伤口愈合及保肢概率，血管再通后的主要工作。包括去除无活性和被感染的组织、消除和预防感染、减轻伤口所受压力、积极的伤口护理、改善营养状况、对大的伤口进行早期皮肤或皮瓣移植、鼓励多走动以及预防并发症（图 22-13 ～图 22-18）。治疗后的动脉再狭窄或再次阻塞很常见（图 22-19）。严密监控下肢循环状态很有必要。若检测出明显的血流动力再狭窄，需要及时进行再干预。治愈糖尿病 CLI 患者的伤口并不能一蹴而就，而是一场持久战。伤口可能需要几个月到几年时间才能痊愈。在尽很大努力保肢时，患者及其护理者的参与，多学科（康复）综合小组的奉献精神和坚持不懈是取得成功的关键因素。

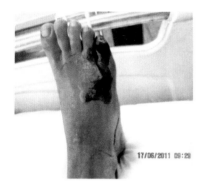

图 22-13　S 先生（62 岁，糖尿病控制不佳）出现了右脚第 4 和第 5 趾坏疽感染，并波及第 3 趾。通过临床诊断，S 先生出现了 SFA 和膝下动脉栓塞

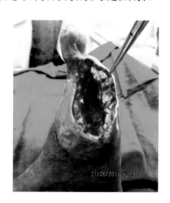

图 22-14　血管再通后，进行了右脚第 3 ～第 5 趾切除，同时截肢伤口呈敞开状

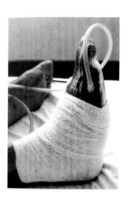

图 22-15　护理团队对患者实施了 NPWT 和重复外科清创术

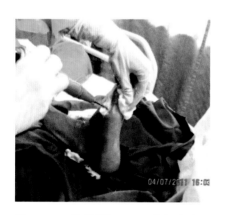

图 22-16　足科医师召开几次超声清创术研讨会，清除覆盖伤口的顽固腐肉

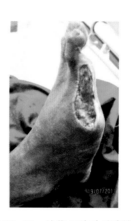

图 22-17　从伤口内生出新鲜肉芽组织

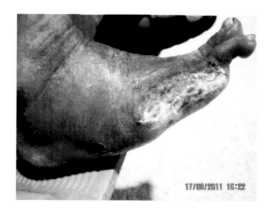

图 22-18　2 个月后，S 先生的右脚伤口最终愈合

7. 治疗出现糖尿病足溃疡（或坏疽）的患者的公式

接收出现溃疡或坏疽的糖尿病患者的临床医师应询问以下问题：

1）是否出现了病变感染？

若出现，感染的严重程度和范围是怎样的？是否需要立即进行手术切除或排掉脓？是否出现需要开始抗菌药物治疗的局部感染？

2）组织损失有多大？

根据研究，功能性脚是否仍然可能存在组织损失？

3）存在哪些缺血因素？

参考评估足部溃疡或坏疽患者的循环状态章节。

4）患者发病前的机动性和功能性状态怎样？

患者是自由行走的，居家的，轮椅协助的，还是卧床的？下肢是否有任何固定性屈曲挛缩？

5）患者的医疗状况是什么？

是否有心脏病？这会限制血管再通或伤口管理方法的选择是否有慢性肾功能衰竭和程度轻重是怎样的？有形成血栓倾向吗？

基于这些信息，连同适当的专业判断，制定每个患者的最佳治疗方法。

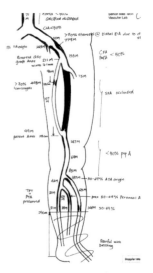

图22-19 关于H先生（64岁，糖尿病）的双功彩色超声研究。5个月前左脚第5趾坏疽感染，H先生经过左股腘Bypass手术和胫前动脉的血管成形术，但出现血管再狭窄。患者的第5趾截肢后伤口愈合情况不好

参考文献

1. Taylor GI, Palmer JH. The vascular territories（angiosomes）of the body：experimental studies and clinical applications. Br J Plast Surg，1987，40：113-141.

2. Neville R, Attinger C, Bulan E, et al. Revascularization of a specific angiosome for limb salvage：does the target artery matter？ Ann Vase Surg，2009，23（3）：367-373.

3. Iida O, Soga Y, Keisuke Hirano K, et al. Long-term results of direct and indirect endovascular revascularization based on the angiosome concept in patients with critical limb ischemia presenting with isolated below-the-knee lesions，J Vase Surg，2012，55（2）：363-370.

4. Kabra A, Suresh KR, Vivekanand V, et al. Outcomes of angiosome and non-angiosome targeted revascularisation in critical lower limb ischemia. J VaseSurg，2013，57（1）：44-49.

5. Faglia E. Characteristics of peripheral arterial disease and its relevance to the diabetic population. Int J Low Extrem Wounds，2011，10（3）：152-166.

6. Diehm N, Rohrer S, Baumgartner I, et al. Distribution pattern of infrageniculate arterial obstructions in patients with diabetes meiiitus and renal insufficiency—implications for revascularization. Vasa，2008，37（3）：265-273.

7. Lazaris AM, Tsiamis AC, Fishwick G, et al. Clinical outcome of primary infrainguinal subintimal angioplasty in diabetic patients with critical lower limb ischemia. J Eitdovasc Ther，2004，11（4）：447-453.

8. Pomposelli F, Kansal N, Hamdan A, et al. A decade of experience with dorsalis pedis artery bypass：analysis of outcome in more than 1000 cases. J Vase Surg，2003，37（2）：307-315.

（Jackie Ho Pei）